复旦大学上海医学院研究生教材

上海内镜微创协同创新中心、上海市消化内镜工程技术研究中心资助项目

放大内镜
胃早癌诊治集锦

Atlas of Early Gastric Cancer
by Magnifying Endoscopy

周平红　[日]八尾建史　蔡明琰 ● 主编

U0377309

复旦大學出版社

图书在版编目（CIP）数据

放大内镜胃早癌诊治集锦/周平红,（日）八尾建史,蔡明琰主编.—上海:复旦大学出版社,
2022.7
ISBN 978-7-309-15832-8

Ⅰ.①放…　Ⅱ.①周…②八…③蔡…　Ⅲ.①胃癌—胃镜检—教材　Ⅳ.①R735.2

中国版本图书馆 CIP 数据核字（2021）第 145364 号

放大内镜胃早癌诊治集锦
周平红　（日）八尾建史　蔡明琰　主编
责任编辑/张　怡

复旦大学出版社有限公司出版发行
上海市国权路 579 号　邮编:200433
网址:fupnet@ fudanpress.com　http://www.fudanpress.com
门市零售:86-21-65102580　团体订购:86-21-65104505
出版部电话:86-21-65642845
上海盛通时代印刷有限公司

开本 787×1092　1/16　印张 8　字数 165 千
2022 年 7 月第 1 版第 1 次印刷
印数 1—4 100

ISBN 978-7-309-15832-8/R·1898
定价:128.00 元

编委会名单

主　编　周平红　八尾建史　蔡明琰

编　者（按姓氏笔画排列）

八尾建史（日本福冈大学筑紫病院）

刁鑫伟（陆军军医大学新桥医院消化内镜中心）

土山寿志（日本石川县立中央医院）

王新钊（解放军联勤保障部队第 989 医院）

太田敦子（日本福冈大学筑紫病院）

甘咏莉（宁波市医疗中心李惠利医院）

刘春样（江苏省中医院）

杨旭丹（四川省人民医院）

肖　立（复旦大学附属华东医院）

肖　君（江苏省中医院）

肖子理（复旦大学附属华东医院）

陆宏娜（宁波市医疗中心李惠利医院）

陈振煜（南方医科大学南方医院）

林香春（北京大学国际医院）

岩下明德（日本福冈大学筑紫病院）

罗晓蓓（南方医科大学南方医院）

金木兰（北京朝阳医院）

周平红（复旦大学附属中山医院内镜中心）

项　立（深圳市龙岗区人民医院）

胡　晓（四川省人民医院）

侯卫华（解放军联勤保障部队第 989 医院）

秦亚萍（桂林医学院第二附属医院）

聂绪彪（陆军军医大学新桥医院消化内镜中心）

徐　晨（复旦大学附属中山医院病理科）

黄思霖（南方医科大学深圳医院）

龚　帅（上海交通大学医学院附属仁济医院）

崔　云（上海交通大学医学院附属仁济医院）

蒋冬先（复旦大学附属中山医院病理科）

韩泽龙（南方医科大学南方医院）

蔡明琰（复旦大学附属中山医院内镜中心）

裴小娟（南方医科大学深圳医院）

廖日斌（桂林医学院第二附属医院）

谭　琪（深圳市龙岗区人民医院）

书稿整理（按姓氏笔画排列）

马丽云（复旦大学附属中山医院内镜中心）

马丽黎（复旦大学附属中山医院内镜中心）

朱博群（复旦大学附属中山医院内镜中心）

任　重（复旦大学附属中山医院内镜中心）

刘靖正（复旦大学附属中山医院内镜中心）

刘歆阳（复旦大学附属中山医院内镜中心）

许佳祺（复旦大学附属中山医院内镜中心）

苏　伟（复旦大学附属中山医院内镜中心）

李小青（复旦大学附属中山医院内镜中心）

李全林（复旦大学附属中山医院内镜中心）

时　强（复旦大学附属中山医院内镜中心）

何梦江（复旦大学附属中山医院内镜中心）

张丹枫（复旦大学附属中山医院内镜中心）

张召潮（复旦大学附属中山医院内镜中心）

张轶群（复旦大学附属中山医院内镜中心）

陈天音（复旦大学附属中山医院内镜中心）

陈巍峰（复旦大学附属中山医院内镜中心）

林生力（复旦大学附属中山医院内镜中心）

胡　皓（复旦大学附属中山医院内镜中心）

胡健卫（复旦大学附属中山医院内镜中心）

钟芸诗（复旦大学附属中山医院内镜中心）

郜娉婷（复旦大学附属中山医院内镜中心）

姚　璐（复旦大学附属中山医院内镜中心）

秦文政（复旦大学附属中山医院内镜中心）

耿子寒（复旦大学附属中山医院内镜中心）

徐佳昕（复旦大学附属中山医院内镜中心）

徐晓玥（复旦大学附属中山医院内镜中心）

黄　媛（复旦大学附属中山医院内镜中心）

蔡世伦（复旦大学附属中山医院内镜中心）

序 一

自 21 世纪以来，消化内镜领域迈入了一个崭新的时代。各种内镜下治疗技术如雨后春笋般出现，从内镜下黏膜切除术（EMR）、内镜下黏膜剥离术(ESD)，到隧道技术甚至是经自然腔道的内镜手术(NOTES)，内镜微创治疗真正做到了"由表及里，由内而外，由器质性到功能性疾病"，成为了众多患者的福音。随着人们生活水平的不断提高，人们对癌症"早诊、早治"的意识不断增强，消化道早癌的诊疗工作成为了内镜工作中尤为重要的环节，而放大内镜是其中不可或缺的一项"武器"。近年来放大内镜的不断发展，使我们能够对病变的细微结构进行更加精细的观察，从而对病变的性质做出更为精准的判断，大大降低了早癌的漏诊率。

复旦大学附属中山医院内镜中心团队既往与日本九州大学团队长期进行远程视频交流消化道早癌的诊治经验。在此基础上，于上海召开胃放大内镜研讨会，自 2018年至今已举办了 3 届。来自全国各地的优秀医师们济济一堂，将平时工作中遇到的病例进行总结、整理并汇报，与大家分享自己的理解和体会，并认真聆听了八尾建史教授、岩下明德教授及现场各位教授的点评。本书由八尾建史教授及复旦大学附属中山医院的周平红教授、蔡明琰副主任医师联合主编，将上海胃放大内镜研讨会中展示的经典病例及现场讨论内容进行了收录与汇总，通过对病例的详细解说，读者能对放大内镜在消化道早癌诊断中的应用有更好的理解，积累更多宝贵的经验。

本书图文并茂、印制精美，是一本不可多得的参考书。希望本书能帮助内镜医师更好地掌握先进的放大内镜技术，以达到共同进步、共同提高消化道早癌诊疗水平的目的。

复旦大学附属中山医院院长

中国科学院院士 樊嘉

2022 年 1 月于上海

我国属于胃癌高发地区。 胃癌无论是新发病例数量还是死亡率，在各类癌症中均位居前列。 胃癌的诊断及治疗已成为亟待解决的重大健康问题。 与此同时，早期胃癌和进展期胃癌的治疗及预后成本相差极大，对早期胃癌的及时诊断与治疗能有效提高患者的生存率，亦能显著降低社会的医疗负担。 如何及时发现并处理早期胃癌，已成为当下临床研究的重点和热点。

得益于器械的进步和医学专家的钻研，消化内镜事业在近半个世纪获得了极为快速的发展，它使得我们对于消化道疾病的诊断更为精准，治疗也逐渐多元化。 尤其对于消化道早期的肿瘤，基于放大内镜，已形成一套系统且行之有效的诊断规范，值得广泛推广。

国内的消化内镜事业起步较晚，有赖于各位前辈和同道的不懈努力，近年来实现了跨越式发展，但我国的消化内镜医师的缺口仍然很大。 以周平红教授为核心的复旦大学附属中山医院内镜中心团队一直致力于消化内镜先进诊疗技术的推广。 上海胃放大内镜研讨会自 2018 年起，至今已举办了 3 届，大会邀请中日知名的内镜专家及病理专家，针对各部位各种类型的早期胃癌的内镜诊断展开了深入而广泛的讨论，会议所涉及的病例质量及讨论深度在国内甚至国际上都应属前列，对早期胃癌的内镜诊断起到很大的推动作用，引起国内外同行的广泛关注。 这些资料是宝贵的财富，因各种原因未能参加讨论会的同道热切渴望获得此次大会病例的分享。 在周平红教授、八尾建史教授的积极推动下，通过对 2018 年和 2019 年两届大会的资料进行精心整理，《放大内镜胃早癌诊治集锦》终于得以出版面世。

本书收集了研讨会上的经典病例，结合现场讨论的记录，从实例出发，规范而不教条地分析临床中所遇到的早期胃癌病例，系统地展示了早期胃癌的诊疗过程。 病例具有代表性，讨论由浅入深，适用于各学习阶段的内镜医师参考。

值本书出版之际，我有幸作序，并向广大同道推荐本书。

海军军医大学第一附属医院(上海长海医院)消化内科主任

中国工程院院士

2022 年 1 月于上海

序 三

　　《放大内镜胃早癌诊治集锦》作为"上海胃放大内镜研讨会·病例集"的正式出版物，即将出版发行。 本书是我与周平红教授等共同担任主编编撰而成的，收集了从2018年第1届至2019年第2届研究会上发表的病例和现场讨论记录。

　　自2018年第1届上海胃放大内镜研讨会召开以来，承蒙中国医师的积极响应，提交研讨会的病例数量逐年增加。 随着每一年研讨会的召开，不仅仅是投稿的数量持续增加，内镜图片的质量以及讨论的内容也达到了新的高度。 中国医师对胃放大内镜诊断持有浓厚的兴趣，其不断钻研、孜孜以求的身影常常会浮现在我眼前。 我相信通过研讨会的形式，与日本同为胃癌高发地区的中国在对胃癌的早期发现、术前的正确内镜诊断、治疗的恰当选择、胃癌死亡率的降低、患者良好的生活质量保障等方面都能够作出一定的贡献。

　　技术、诊断和经验是学习内镜诊断的三大支柱。 希望本书不仅只是展示迄今为止研讨会上所记录的内镜知识，还能与读者分享其中宝贵的经验。

　　最后，谨代表个人对以周平红教授为首的复旦大学附属中山医院的医师们在百忙之中帮助编辑本书表示感谢。 同时，还要感谢作为赞助商的奥林巴斯（中国）有限公司，特别感谢其员工热情积极的帮助。 他们不仅在研讨会上搭建了漂亮大气的会场，还将演讲中没能进行发表的投稿病例在现场的展示区进行张贴展示。 如此空前盛大的场景，真是令人印象深刻。 此外，他们还在研讨会上对病理科医师岩下明德教授与我的现场讨论进行了录音并翻译。 感谢各位的合作和努力，如此才有了研讨会的精彩举办和本书的顺利出版。

　　我希望将《放大内镜胃早癌诊治集锦》的精彩之处传播到中国的各个角落。 获得本书的各位同道，今后一起砥砺前行！

福冈大学筑紫医院内镜部教授　八尾建史

2021 年 8 月 30 日于日本福冈

前 言

现代科技的飞速进步，使得医学技术日新月异，人们的就医理念也在不断变化。时至今日，微创医学以其便捷性和微创性，已成为人们日益青睐的手术方式。其中，又以消化内镜的发展尤为迅速，已经形成从诊断到治疗一体化的医疗服务，甚至已完成治疗病变从黏膜到浆膜、从腔内到腔外的改变，为广大患者带来了福音。

我国的胃癌患者人数众多，有相当一部分在发现时已处于进展期，预后不佳。据统计，早期胃癌的手术（包括内镜治疗）后 5 年生存率可以高达 90%~95%，而且治疗周期短、恢复快、经济负担小。可以说，胃癌的早期诊断及治疗除了可以拯救生命外，还可以大大降低社会医疗负担，为更多的人带去希望。但受限于起步时间晚，国内早期胃癌的发现率仅为 10%~30%，距离世界领先水平仍有较大的差距。我辈唯有奋起直追。在胃早癌诊疗领域，日本已有了相对深入的探索，福冈大学的八尾建史教授更是此中高手，在放大胃镜原理和实际应用方面有很深的造诣。他的搭档岩下明德教授亦是病理界的知名专家，与他们的交流对于我们诊断水平的提升有良好的促进作用。

复旦大学附属中山医院内镜中心（以下简称中心）是国内较早开展消化道早癌诊断与治疗的单位之一。自中心成立以来，团队医师勤求博采、孜孜以求，一直致力于先进内镜技术的引进、开发与推广。中心年诊疗量已突破 14 万，庞大的病例数量使我们积累了丰富的诊疗经验。在此基础上，我们通过各类培训班，将我们在 POEM、ESD 等技术上的"中山经验"推向全国，同时也将 ESE、EFTR、STER 等创新技术向国际输出。为了加强早期胃癌内镜诊断与治疗的交流，我们邀请到八尾建史教授、岩下明德教授等日本专家，和国内的内镜及病理专家一起，于 2018 年举办了第 1 届上海胃放大内镜研讨会，迄今已成功举办了 3 届。

每届研讨会前，我们都会通过网络向全国同道征集优秀的胃早癌病例，经过精心筛选，选出独特又不失经典性的病例进行讨论。病例从白光、弱放大、强放大的内镜观察，到活检病理解读，再到内镜切除与病理回溯，包含了极为详细且丰富的诊疗细节。各个专家讨论内容丰富，"从细微处见真功夫"，可以说每个病例都代表了极高的水平。然而研讨会辐射面毕竟有限，如此优秀的资料不能同全国同道分享实为憾事。故在 2021 年初我便萌生了将病例集整理出版的想法，并获得了八尾建史教授的大力支持，因此就有了这本《放大内镜胃早癌诊治集锦》。

本书得以顺利出版，首先应当感谢各位与会专家的精彩讨论，图片和文字呈现的是业内顶尖专家的临床经验与智慧结晶。 还要感谢蔡明琰副主任医师在编写过程中的竭诚付出。 本书的内容复核和校对，都是由我科的年轻医师完成的，感谢他们高效、高质量地完成了任务，保证了本书的顺利出版。 感谢奥林巴斯（中国）有限公司对放大内镜技术在中国应用的推广和为本书出版作出的努力和贡献。

　　谨以本书为中华医学会消化内镜学分会建会 30 周年献礼！ 开卷有益，希望各位读者各有获益，并不吝赐教，给予批评指正。

蔡明琰

2022 年 1 月于上海

目 录

1 > 胃角早癌1例

患者基本信息

病例1：女性，71岁，因反复上腹痛3个月就诊。既往史无殊。体格检查：神志清楚，巩膜无黄染，腹平软，全腹无压痛、反跳痛，肝脾肋下未及，肠鸣音正常。实验室检查：血常规、肝肾功能、肿瘤指标正常；粪隐血试验(＋)。

普通胃镜检查

胃角可见一处0-Ⅱa＋Ⅱc型病变，色调发红，表面黏液覆盖，病变易出血。利用内镜窄带成像术(narrow band imaging, NBI)，镜下表现如图1-1所示(未放大)。活检病理：管状绒毛状腺瘤伴高级别上皮内瘤变(图1-2)。

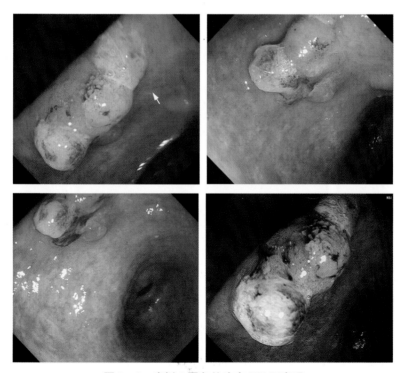

图1-1 病例1胃角处病变NBI下表现

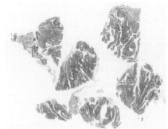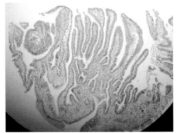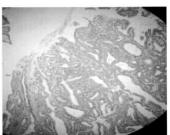

图 1-2　胃角处病变活检病理

放大胃镜精查

背景黏膜观察,胃窦可见明显萎缩背景,伴有肠化。萎缩边界延伸至胃体,跨越贲门,累及胃体前后壁。竹本-木村分型为 O-2,伴有肠化。白光下发现两处病灶,较大病灶位于胃窦小弯近胃角处,另一处病灶位于该病灶肛侧偏后壁处。两病灶色泽相近,均为 0-Ⅱa+Ⅱc 型病变,表面覆黏液(图 1-3)。喷洒靛胭脂染色后,两处病灶边界清晰,颜色发红(图 1-4a、b)。

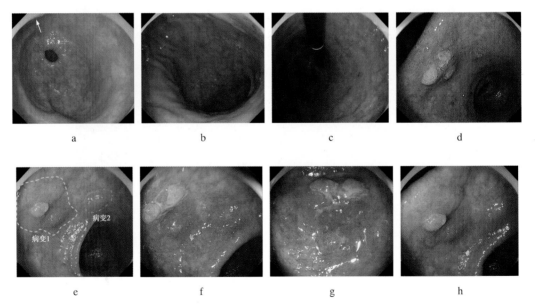

图 1-3　病变 1 白光内镜

注:a~c. 背景黏膜;d~h. 病变整体。

病变1 在 NBI 下呈茶褐色改变,抵近观察,病灶边界清晰可见,边缘不规则,病变内可见不规则的微表面结构(microsurface pattern, MS)和微血管结构(microvascular pattern,MV)。沿病灶周边逐一放大观察,局部区域可见观察到绒毛状结构,伴有不规则的微血管和微表面结构;局部区域的异型性非常明显,还可见到腺管融合的表现。喷洒靛胭脂后,沉积效应较差(图1-4、图1-5)。

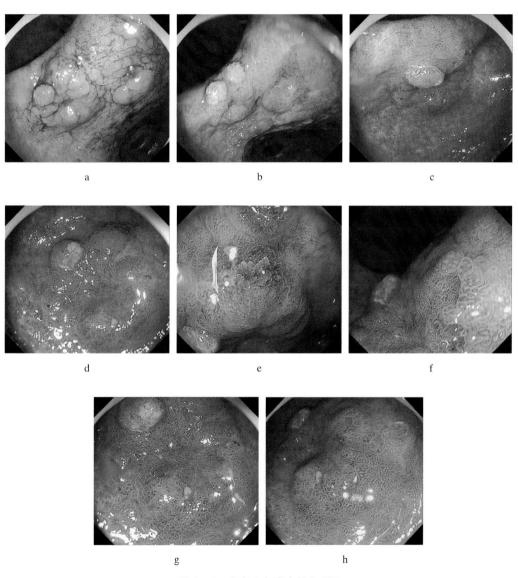

图1-4 病变1色素内镜与 NBI
注:a~b. 色素内镜;c~d. 病变整体;e~h. 病变四周的观察。

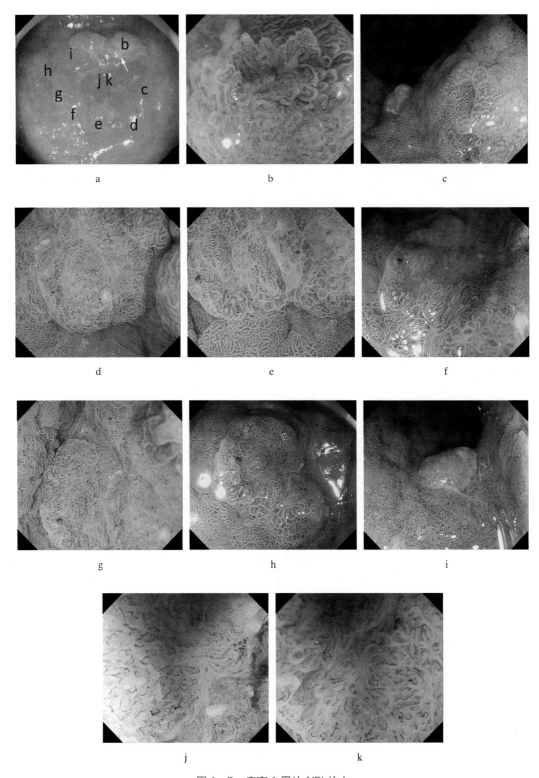

图 1-5　病变 1 周边 NBI 放大

病变2 相对较小,表面覆黏液,为0-Ⅱa+Ⅱc型病变。NBI下呈茶褐色改变,抵近观察,病灶边界清晰可见,病变内可见不规则的微表面结构和微血管结构,中央部位异型性明显。两处病灶均未见到台阶样抬举征,均考虑为黏膜内癌(图1-6~图1-8)。

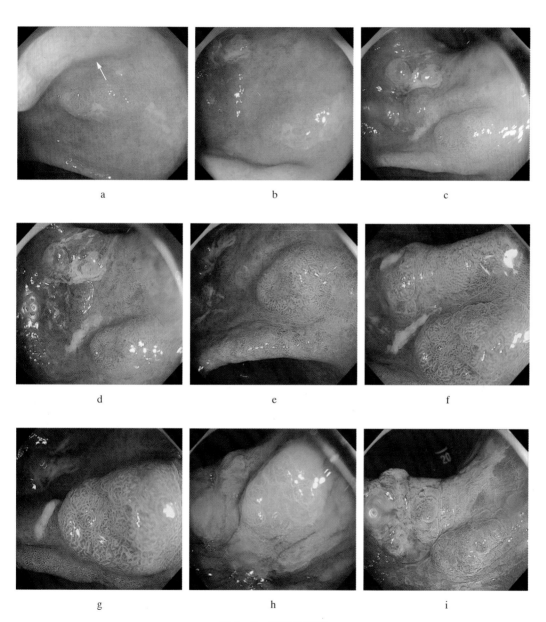

图1-6 病变2观察

注:a~c.白光内镜;d~g.NBI内镜远景和放大;h.靛胭脂染色内镜;i.醋酸染色。

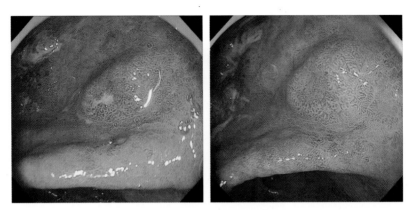

图1-7 病变2 NBI 远景补充

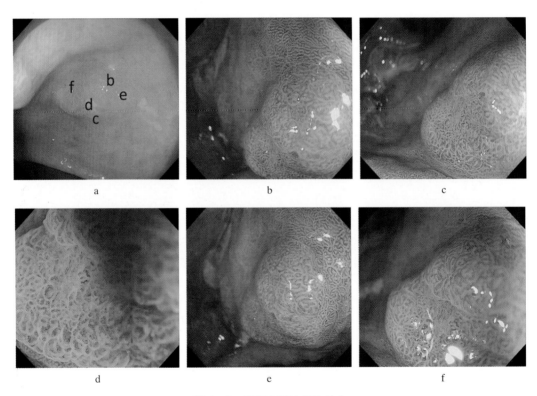

图1-8 病变2周边 NBI 放大

内镜诊断及治疗方案

综合放大内镜下表现,两处病变位于胃角,大小分别为 15 mm×15 mm,8 mm×6 mm,考虑为黏膜内癌,符合内镜黏膜下剥离术(endoscopic submucosal dissection,ESD)切除的绝对适应证,拟行 ESD 治疗(图1-9)。

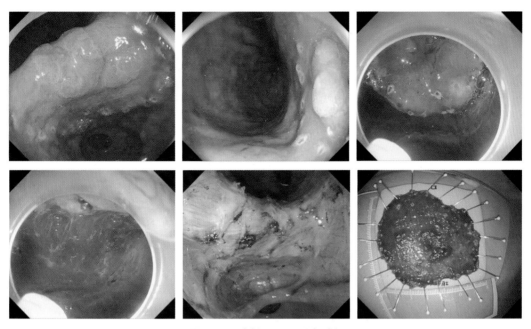

图 1-9 病例 1 ESD 手术过程

病理解读

两处病灶一并进行了 ESD 的治疗,并进行了病理和内镜图像的还原。病变 1 在第 9 条组织上可以看到有两处中分化的成分,也有一些乳头状的结构。对应的放大图像可以看到有部分 MS 消失,它的表现是中分化的成分(图 1-10)。第 10 条组织是很明显的高分化的管状腺癌。第 11 条组织上能看到一个很典型的乳头状腺癌结构,对应的内镜图片上也能看到在该病变处有一个结节隆起,表现为绒毛状的结构(图 1-11)。病变 2 的内镜下表现和病理对应也是相符合的,病变中央凹陷部分的异型性在内镜下更加明显。在病理上,中央凹陷部分的异型性明显,是非常典型的管状腺癌。周边部分是低异型度高分化管状腺癌(图 1-12)。因此,最后的诊断这个病例是一个高分化成分> 中分化成分> 乳头状腺癌(tub1>tub2> pap)的病变,没有脉管和淋巴管的转移。

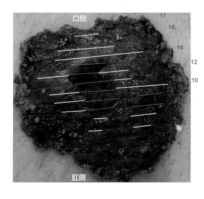

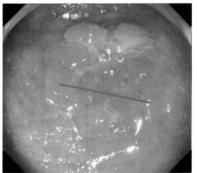

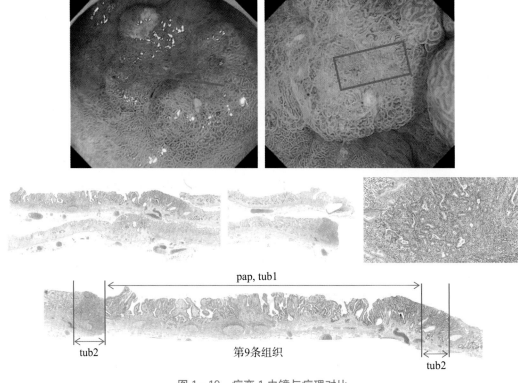

图 1－10　病变 1 内镜与病理对比
注：该病例存在 tub1 和 tub2，且有一些乳头状结构的成分。

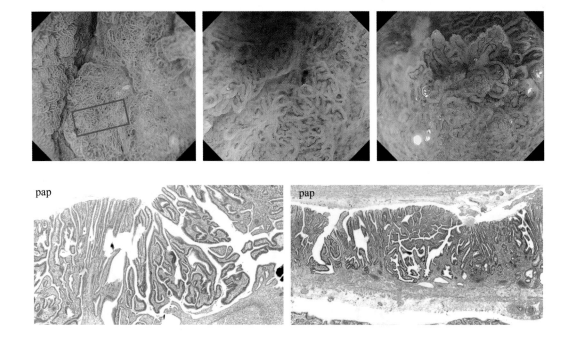

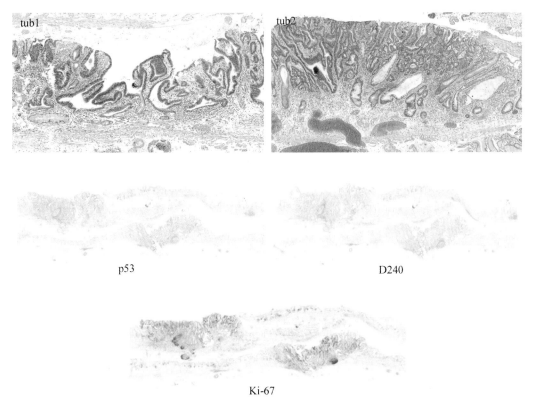

图 1-11 病变1放大内镜与病理对比

注：L，Less，Type 0 - Ⅱ a + Ⅱ c，UL（－），（20 mm×18 mm）+（8 mm×7 mm），tub1＞tub2＞pap，pT1a，Ly0，V0，HM（－），VM（－）。

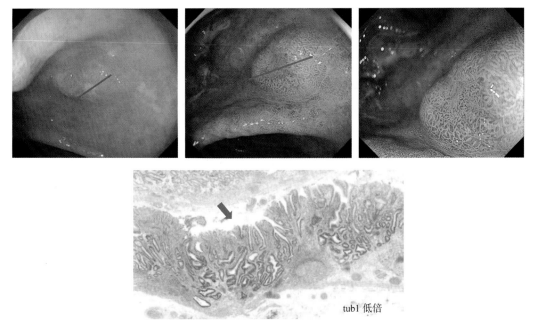

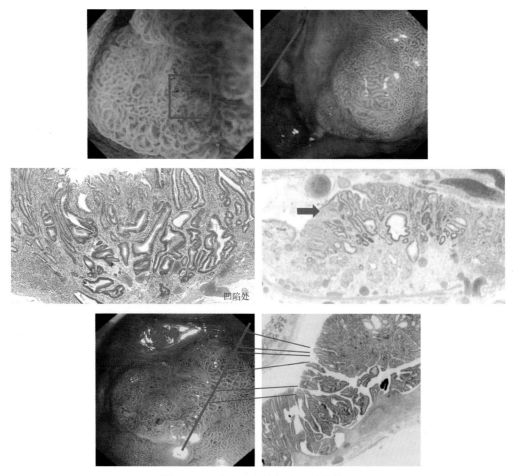

图 1-12　病变 2 内镜与病理对应关系

讨论与专家解答

　　发表者:病例中两处病灶病变位置相近,之间是否存在联系? 能否诊断为多发癌? 第 1 次活检病理为绒毛状管状腺瘤,如何区分乳头状腺癌和绒毛状管状腺瘤?

　　内镜专家八尾建史教授:针对第 1 个问题,现在不是很好判断。因为在一个 ESD 标本取材时应该一一对应,现在对应关系不是很明确,所以不能很好判断;当有两个病变的时候,如果不是在一个标本连续的取材,很难进行判断。

　　病理专家岩下明德教授:第 1 个病变和第 2 个病变的组织学图像非常相似。对于这样的病变做病理复原图时一定要非常清楚,这例的病理复原图做得不是特别好。这个不是绒毛状管状腺瘤,都是癌,是超高分化的癌。关于第 2 个问题——什么是乳头样结构? 这两个病变都是以乳头状癌为主的结构。在活检诊断中诊断为腺瘤是不应该的,当时就应该诊断为癌,是胃型的超高分化腺癌。注意下面的部位,大家可能都会认为是癌,其呈筛状结构,但是这个病变从下面到上面是连续的,虽然上面的异型性很低,但这是个连续性的病变。胃型上皮分化特别像正常的胃小凹上皮,虽然没有进行免疫组织化学(简称免疫组化),但还是能诊断为胃型。病变1有清晰的界线,右侧是正常黏膜,左侧是肿瘤性黏膜。注意它这个部位上半部分是肿瘤,这部分有点像置换性取代的肿瘤细胞。这个肿瘤性上皮和非肿瘤上皮间有明显的界线形成,不是那种渐渐的变化,这是肿瘤的特征。另外,请注意黏膜底部部分和黏膜下这部分,大家都毫无疑问地认为是癌,它的表层非常温和,但其实这都是癌;上面的分化特别好,下面有近似中分化的成分。最后的诊断是胃型超高分化的腺癌。

发表者:我们看到了一些乳头状结构,在这个病例中可以看到病变有一些绒毛状的结构,还有地方也能够看到乳头状的结构,而在内镜下是不是一定能够看到上皮环内血管(vessels within epithelial circle,VEC)的结构呢? 有一篇文献曾经说到乳头状成分下方容易存在分化不好的部位,但在这个病例中属于分化较好的情况。

病理专家岩下明德教授:为什么我特别愿意说是胃型、肠型呢,因为胃型有个特点——当它发生黏膜下浸润的时候往往会变成低分化。虽然并不是全部都是这样,但这样的病例很多。胃型腺癌如果不变成低分化,也会变成中分化。其实这个病变下面(浸润的地方)的分化已经不是特别好了,和上面的分化不一样,分化程度在降低。

内镜专家八尾建史教授:我们再看下放大内镜。这个病例有乳头状的 VEC 存在,这个地方一般都是乳头状腺癌,但这个部位有点类似于十二指肠绒毛(图 1-5 b),有一个三维结构的特点,那么在病理上就是这样的现象,这是个非常有特征性的图像。

(项　立　谭　琪　八尾建史　岩下明德)

拓展阅读推荐

KANEMITSU T,YAO K,NAGAHAMA T, et al. The vessels within epithelial circle (VEC) pattern as visualized by magnifying endoscopy with narrow-band imaging (ME‐NBI) is a useful marker for the diagnosis of papillary adenocarcinoma: a case-controlled study [J]. Gastric Cancer, 2014,17: 469-477.

2 胃窦早癌1例

患者基本信息

病例2：男性，45岁，因外院体检胃镜发现胃窦黏膜高级别上皮内瘤变1月余就诊。既往史无殊。体格检查无殊。实验室检查：血常规、肝肾功能、肿瘤指标正常；幽门螺杆菌(Hp)感染(＋)。

普通胃镜检查

白光下胃窦幽门管大弯侧可见一处0-Ⅱa+Ⅱc型病灶(图2-1)，表面轻微充血，病灶大小约1.0 cm×1.0 cm，考虑慢性胃炎胃窦糜烂。活检1块，病理学检查提示为高级别上皮内瘤变。病理学图片中红色方框及黄色方框处为病灶部位(图2-1c)。按照日本标准诊断为高分化管状腺癌。由于该患者有Hp感染，故建议患者进行抗Hp治疗，并在1个月后进行ESD。

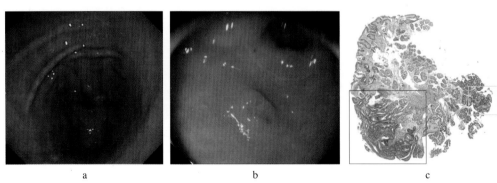

图2-1 病例2第1次内镜所见

注：a～b.白光内镜所见；c.病理学检查提示可疑部位1；d.病理学检查提示可疑部位2。

放大胃镜精查

病变非常小(图2-2)，白光内镜下一个视野可见，非NBI下放大后病变的边界线可见(图2-2a)。NBI下，病灶呈褐色，显示为糜烂灶；低倍放大，病灶整体都在一个视野内；高倍放大，采用浸水法观察，边界更加清晰，微血管和微腺管结构均不规则。结合内镜下所见，诊断为癌。病理学类型考虑为分化型病变。结合病变大小和内镜下表现，术前判断浸润深度为黏膜层。

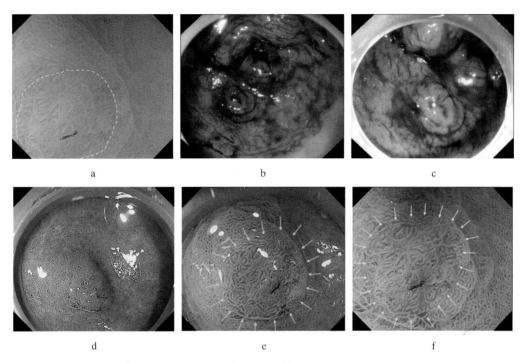

图2-2 病例2精查胃镜

注:a.白光下边界判定;b~c.靛胭脂染色;d~f. NBI内镜。

病理解读

图2-3是活检病理学照片,与当时的病变距离近,这是可疑部位的病变。病灶中的缺口是第2次活检造成的缺口(图2-3b)。活检病理学诊断为高级别上皮内瘤变。

因此,患者接受了ESD治疗,图2-4为ESD过程。

图2-5是ESD的标本,最终的病理学诊断是胃窦高分化腺癌,标本大小为2cm×2cm,病变本身大小为直径0.1cm。在第5条标本切片中可见肿瘤性病变,当中的缺口是活检导致的,病变浸润深度为M2。

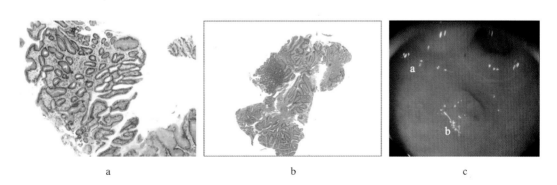

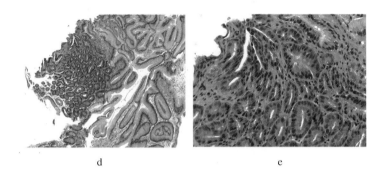

d e

图 2 - 3　病例 2 活检病理与内镜对比

注:a.第 1 次活检;b.第 2 次活检整体;c.内镜对应;d~e.第 2 次活检中高倍放大。

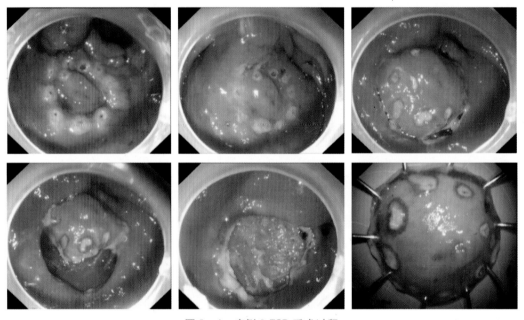

图 2 - 4　病例 2 ESD 手术过程

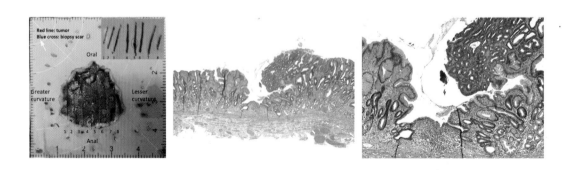

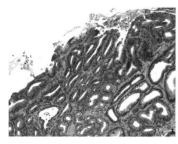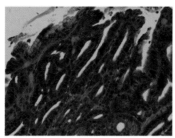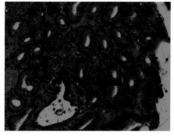

图 2-5 病例 2 ESD 标本与病理学标本逐级放大

注:病变直径 0.1 cm,tub1 低倍,pT1a(M),LPM,Ly0,V0,UL(-),HM(-),VM(-),慢性胃炎(+)。

讨论与专家解答

发表者:对于该病例中出现的胃窦部位的糜烂灶,在日常的胃镜检查中是较为常见的,也容易被忽视;在第 1 次内镜检查中,虽然取得了病理学检查为阳性结果,但内镜下诊断为普通糜烂。对于胃窦糜烂灶,何种情况下需要进行活检? 其次,在 Hp 阳性、活检时检出高级别上皮内瘤变的情况下,ESD 治疗和杀菌后治疗在优先顺序上应该如何选择?

内镜专家八尾建史教授:关于在什么样的情况下需要活检,其实,日本医生也不是很清楚。胃窦部的多发糜烂通常多是炎症,对这样的糜烂一般不做活检。但是如果背景黏膜的炎症并不严重,只有一两个边缘形态不规则的糜烂时,一般要做活检。在鉴别诊断里,背景的炎症、病变的多发性、病变的分布、病变边缘的状态、在白光下的表现等都是很重要的。在此基础上如果能通过放大观察判断病变是良性的,一般就不做活检。只有对放大观察的诊断信心不足时才会选择做活检。

发表者:关于糜烂灶,在很多时候都是炎症,如果是多发的情况,早癌的概率比较小。但临床中我的确遇到过一个患者,有 5 个多发的糜烂灶,分别进行放大和活检后发现是早癌,针对这种情况,何时需要进行活检?

内镜专家八尾建史教授:这种情况也是比较难的。如果是多发糜烂的情况,建议先通过放大内镜观察,在此基础上再做活检以提高效率。因为放大内镜、NBI 本身就能起到可视化活检的作用。

发表者:对 Hp 感染者是否需要杀菌后再行 ESD 治疗呢?

内镜专家八尾建史教授:在日本是不杀菌直接治疗的,但在行 ESD 前必须要明确诊断,须明确是上皮内高级别瘤变还是癌。

发表者:这个病例的病理学诊断是否准确?

病理专家岩下明德教授:这个病例的病理学诊断非常困难。针对第 1 次的活检,病理切片内多为正常的上皮,但其中也出现了一些异型腺管,我认为它是再生性上皮,虽然乍一看有异型性,但是向下有幽门腺的分化。第 2 次活检图像也是比较难诊断的,我们可以看到上面是非肿瘤性上皮，下面是肿瘤性上皮，肿瘤上皮的腺管分布非常密集，以背靠背的形态增殖，如果是不成熟的再生性细胞，腺管与腺管的间隔应该比较宽敞。

在 ESD 的切片中，可能是因为活检的关系，剩余的肿瘤性上皮感觉并不多，特别是这些背靠背的腺管，间质的密度非常低，甚至部分地方没有间质的存在。再生性上皮的部位，特点是腺管较大，腺管之间的间隔较宽，增殖带位于下方，上方的细胞在分化。

第 1 次活检和第 2 次活检的组织学图像非常相似，说明即使有时间差，细胞也没有向上分化。由此可以判断，这里是肿瘤性上皮。另外，通过 HE 染色来看，怀疑是胃型上皮，我倾向于诊断为超高分化的胃型腺癌。

内镜专家八尾建史教授：我们最后来看一下内镜图像(图 2-2 d～f)。我们在放大内镜下可以看到病灶有明显的边界线，微表面结构和微血管结构虽然异型性不强，但是还是存在一定的异型性，再加上病理学活检的结果，判断这个病变还是需要行 ESD 治疗的。

在没有放大内镜的时候，必要时取活检明确诊断后再治疗。在有放大内镜的情况下，如果确信对放大内镜结果的诊断，可以不行活检进行治疗。如果没有放大内镜，即使怀疑的部位有局部癌变的可能性，实际上癌的进展过程需要好几年时间，没有必要特别着急马上治疗。

（蔡明琰　徐　晨　八尾建史　岩下明德）

3 早期胃癌 1 例

患者基本信息

病例 3：男性，65 岁。主诉：腹痛 3 个月。既往病史：Hp 感染史，已根除。体格检查无明显阳性体征。

普通胃镜检查

白光下见胃窦大弯侧黏膜变薄，血管透见，考虑为萎缩改变。胃窦体交界后壁见一浅表凹陷病灶，病变发红，直径约 10 mm（图 3-1）。进一步抵近观察，凹陷更为明显，周边背景黏膜色正常，中央发红，局部可见散乱分布增粗血管。

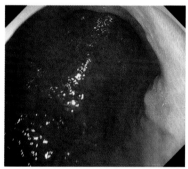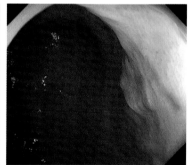

图 3-1　病例 3 白光内镜下所见

NBI 模式下观察，病变凹陷区域呈棕色，相较于背景黏膜，病变中央区域 MS 不规则（图 3-2）。

放大胃镜检查

进一步弱放大观察可见背景黏膜表面微结构（MS）规则，病变凹陷部分存在边界，病变左侧（图 3-2a）可见一片区域呈较规则密集缩小改变，血管呈网格状改变。

高倍放大观察（图 3-2b）病变，图示黄线右侧的背景黏膜微表面结构较为规则，黄线内侧微表面结构则有融合，排列不规则。同时微血管增粗、扭曲，部分有骑跨，考虑此部分可能为边界线。

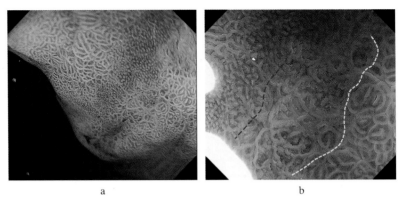

图 3-2 病例 3 NBI 内镜下所见

进一步往病变中央区域观察,在图中(图 3-2 b)红色线左边的微表面结构为条形排列较规则的密集缩小改变。

病理解读

活检组织绝大部分为正常黏膜,部分存在萎缩背景(图 3-3 b),同时可见肿瘤性改变(图 3-3 c~d),根据世界卫生组织(World Health Organization, WHO)标准,病理学诊断为低级别上皮内瘤变,倾向于肿瘤性病变。

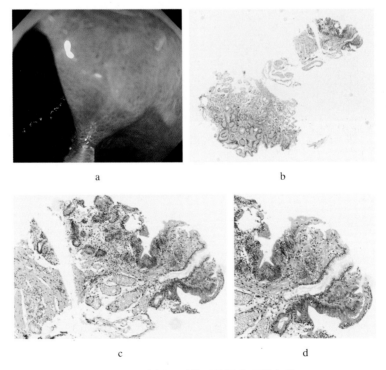

图 3-3 病例 3 活检照片及病理学表现
注:a.活检组织;b~d.活检病理标本,逐级放大。

内镜诊断及治疗方案

该病变为一例胃下部的0-Ⅱc病变,色调发红,边界阳性,微表面结构和微血管结构不规则,浸润深度为黏膜层,结合病理学检查结果倾向病变为肿瘤性病变,故后续的治疗方案选择ESD治疗。

图3-4所示为ESD切除后标本,将标本充分伸展固定后,使用结晶紫进行染色后观察。

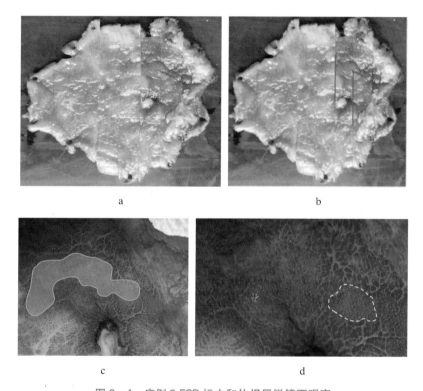

a   b

c   d

图3-4 病例3 ESD标本和体视显微镜下观察

注:a~b. ESD标本,病变大小12 mm×9 mm;c.体视显微镜结晶紫染色,微表面结构清晰;d.密集腺管小凹的放大观察。

体视显微镜下可看到病变周边存在部分隆起改变(图3-4c)。病变位于一处浅表凹陷的不规则区域,中间区域小凹开口排列相对规则。进一步放大观察(图3-4d),可见病变周围为相对正常的胃黏膜结构,肿瘤性区域小凹开口变得更为细密,排列相对规则,但小凹开口、方向、大小并不一致。因此,考虑该区域为肿瘤所在。

病理解读

进一步对ESD标本进行精细病理学分析。病变呈凹陷改变,属于0-Ⅱc型病变,与术前诊断相符。肿瘤区域可见腺管排列呈直管状,肿瘤腺体排列非常密集,考虑为高分化管状腺癌(图3-5a~b)。

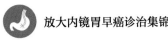

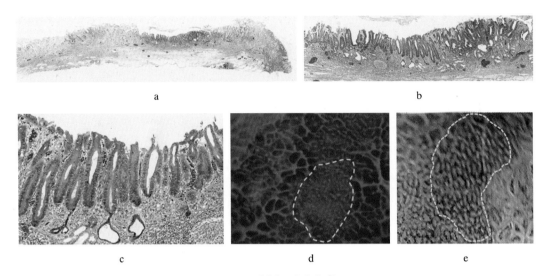

图 3-5 病例 3 病变条带 1

注:a～c.条带 1 逐级放大;d～e.密集腺管的显微镜下表现与 NBI 下表现对应。

通过病理学对照,病变组织病理为密集的肿瘤腺管排列,对应的体视显微镜(图 3-5c～e)图像表现为小凹开口细密,排列相对规则(图 3-5d),其对应的 NBI 放大图像为细密的网格状改变(图 3-5e)。

观察另一组织条(图 3-6a～b),可见该区域呈浅表凹陷,肿瘤的腺管结构呈现较规则的直管状密集排列。通过比对发现,该病灶在内镜下表现为小凹开口细密(图 3-6c～d)。

第 3 块组织条为活检创面,与活检的组织切片可对应,其周边为正常黏膜,肿瘤的区域位于凹陷区。与原活检病理相结合,证实本病变是为肿瘤性病变(图 3-7)。

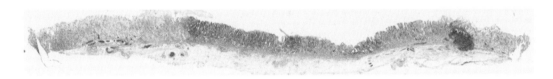

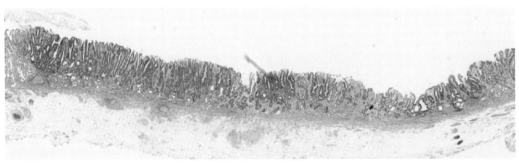

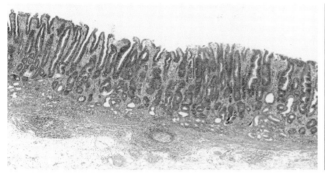
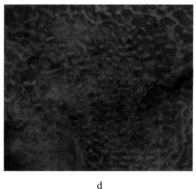

c

d

图3-6 病例3病变条带2

注:a~c.条带2逐级放大;d.可疑腺管显微镜下对应。

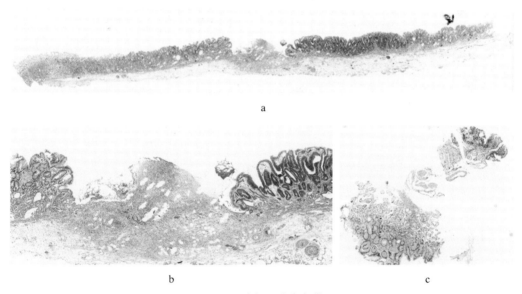

a

b

c

图3-7 病例3病变条带3

注:a.条带3整体;b.活检创面放大;c.活检病理图。

对病变进一步分析(图3-8),黑色和黄色的标记部位可见隐窝的间距不一致,这与体视显微镜下所见相符(图3-8d),靠近活检的区域微表面结构有增粗拉长。

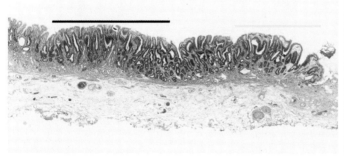
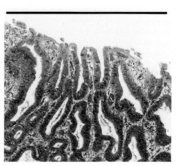

a

b

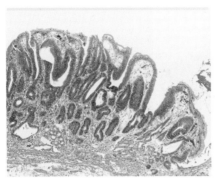
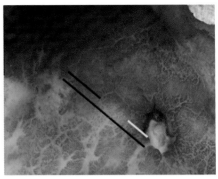

c   d

图 3-8　条带 3 病理-标本对比

注:a~c.癌变部位的放大及对应,条带 3 与隐窝间距不一致处;d.在标本上的对应。

最终的病理学诊断结果如下:

(1) WHO 标准下的诊断:低级别上皮内瘤变,局灶高级别上皮内瘤变。

(2) 日本标准下的诊断:胃下部,后壁,0-Ⅱc,pT1a,12mm×9mm,高分化腺癌,Ly0,V0,HM(-),VM(-)。根据日本标准判断,诊断为高分化管状腺癌。

讨论与专家解答

在这个病例中,病变在 NBI 放大下表现为小凹开口密集缩小排列,排列较为规整。体视显微镜下的观察同病理学检查结果也证实肿瘤腺体呈密集直管状排列(图 3-9)。

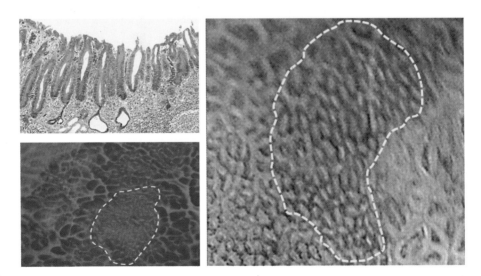

图 3-9　病例 3 讨论参考图(一)

发表者提问:

问题 1:图 3-10 中所示黄线与周围的背景黏膜存在一个清晰的边界,同时在红线的部位也存在一个清晰的边界,对于这样一个病变,何处才是真正的边界线?

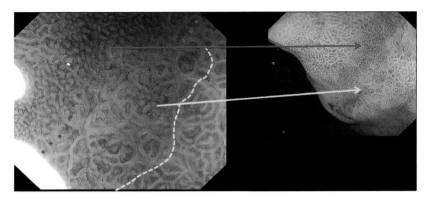

图3-10 病例3讨论参考图(二)

问题2:如何根据HE染色来判断病变的免疫分型?

问题1回答:

病理专家岩下明德教授:活检的标本中大部分是正常的,但左下侧处考虑是癌(图3-7)。因为该处黏膜形态不规则,腺管大小不一,直径不一,腺体存在结构异型性,肿瘤细胞存在刷状缘,但是有刷状缘的不一定都是良性细胞,该部分考虑为肠型高分化癌。

内镜专家八尾建史教授:本病例图像有非常详细的对比观察。结合第1次放大内镜图像,可以明确存在不规则的微表面结构和不规则微血管,判断边界位于右边区域。另外,由于窝间部分与相邻区域相比较宽,可能该部分为较小的癌,活检时将癌的区域取掉了。该部位为典型的癌的表现,诊断明确。

本病变为一个含窝间部变宽和变窄的多形性病变。窝间部宽的部分可能是由于取了活检,大部分缺失,而剩下窝间部变窄的部分为连续的病变。图中黄色部分的窝间部变宽(图3-10),所以黄色部分为它的分界线,在从左上往下看的时候,可以发现这些病变是不断变化的,这是诊断的难点。

问题2回答:

病理专家岩下明德教授:该病变是肠型的高分化腺癌。一方面,是因为在上皮中分布着杯状上皮;另一方面,需注意刷状缘的存在(图3-11),但最终判断需结合免疫组化检查结果。

按照WHO的标准,活检标本未见浸润,可以不诊断为癌。而按日本标准,根据细胞和结构的不典型性综合考虑,将其

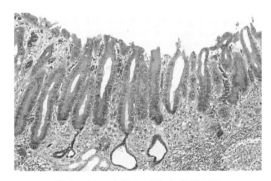

图3-11 病例3讨论参考图(三)

诊断为癌。

发表者(病理科医师):当使用 WHO 标准进行诊断时,确实考虑为异型增生,诊断为低级别异型增生或者低级别上皮内瘤变。在使用日本标准进行诊断时需观察是否存在细胞异型或结构异型表现,本例不符合腺瘤里面的 2 个子型,所以得到了分组 5 (Group 5)的诊断(病理分组及其解释见表 3-1),再结合其细胞异型程度不是很好,最终诊断为低细胞异型度的高分化管状腺癌。

表 3-1　病理分组及其解释

分组	解　释
Group X	不能满足病理诊断要求的标本
Group 1	正常或非肿瘤性病变
Group 2	区分肿瘤或非肿瘤性病变困难。 在此情况下,病理科医师可将病变描述为"不能确定是否肿瘤性病变",并在报告中注明原因: 1) 有少量不典型细胞,但组织量太少; 2) 有不典型细胞,但伴随重度炎症或糜烂; 3) 有不典型细胞,但组织损伤严重
Group 3	腺瘤
Group 4	可疑为癌或不能区分腺瘤与癌
Group 5	确定癌

引自:Japanese classification of gastric carcinoma:3rd English edition [J]. Gastric Cancer,2011,14(2):101 - 112.

病理专家岩下明德教授:另外,要注意在观察核时,一般低级别病变的核都是像火柴杆一样较窄,但该病变的核已经呈圆形、泡状核,染色质不均匀,核膜增厚,在观察时要注意这些情况,根据染色质核膜、核仁及核的形态等来进行判断。本病变细胞核的极性仍然保留。

(韩泽龙　陈振煜　岩下明德　八尾建史)

4 幽门螺杆菌阴性胃窦高级别瘤变 1 例

患者基本信息

病例 4：女性，42 岁，因"上腹隐痛不适半年"行胃镜检查，既往史、个人史无殊。

图 4-1 所示为全胃筛查。可见两处胃底腺息肉。整体观察规则集合静脉征（regular arrangement of collecting venules，RAC 征）为阳性，胃窦后壁见一隆起型病变。

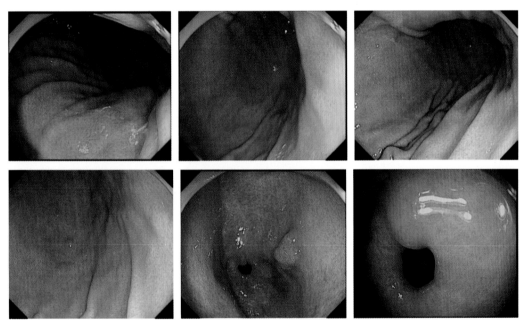

图 4-1　病例 4 胃镜全胃筛查

普通胃镜检查

图 4-2 为白光内镜检查，远景观察可见一处 0-Ⅱa+Ⅰs 的隆起，表面略有发红（图 4-2a）。抵近观察（图 4-2b）见病变周围表现为正常的幽门腺样结构，隆起处中央发红较为明显，有轻微出血。

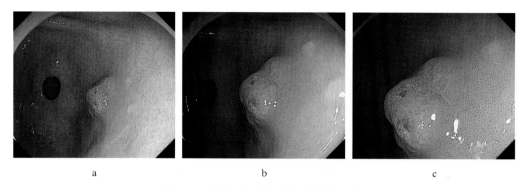

图 4-2　病例 4 病变部位白光内镜下所见

　　进一步进行靛胭脂染色检查（图 4-3），近距离观察见病灶近外缘呈类乳头样的结构，并于内圈形成一个类似隐窝开口的结构（图 4-3c～e）。

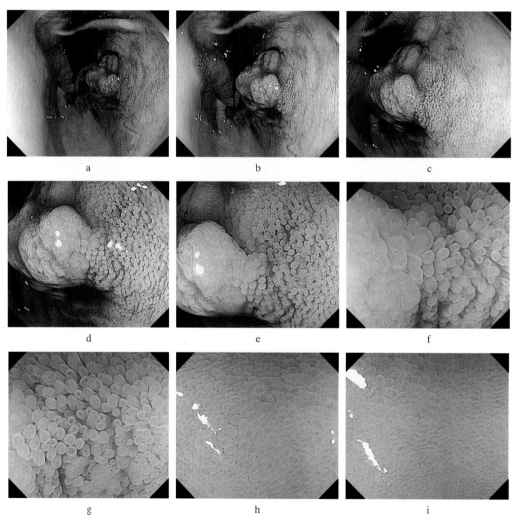

图 4-3　病例 4 病变部位靛胭脂染色
注：a～g.逐级放大照片；h～i.周围正常腺管结构。

对类乳头样结构和中间规则的腺管结构做最大倍率放大观察(图 4 - 3 f～g),此处有类似小肠绒毛的隆起。外围其他部分表面为幽门腺样结构(图 4 - 3 h～i)。

放大胃镜检查

围绕该病变行 360° 的扫查(图 4 - 4)。高倍观察(图 4 - 4 b～g)可见类似于小凹开口的部分腺管较为均匀,结构的异型性不明显(图 4 - 4 e)。其内部区域可见明显的腺体及血管的异型性(图 4 - 4 d)。绿色框内所示为中央部分的放大(图 4 - 4 g)。图 4 - 4 h～i 为病变边缘的放大图像。

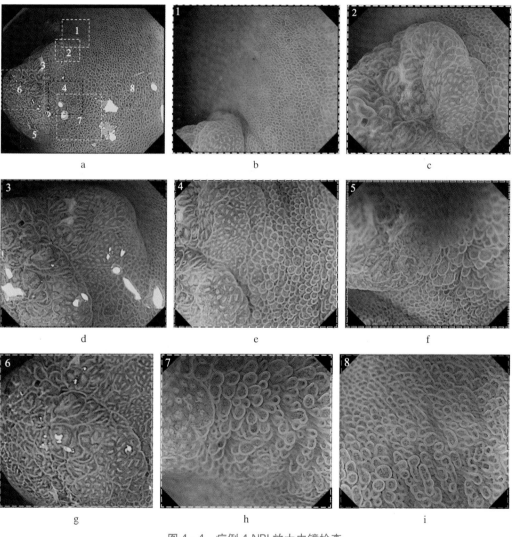

图 4 - 4 病例 4 NBI 放大内镜检查

该病变中可见 3 个不同层次的改变(图 4 - 5 a),病变最中央位置(黄色边界)所见为明显的腺管杂乱和大小极性的不一致,以及血管的增粗和极性的变化。白色边界内可见较为规则的结构,与外部具有明显边界,其外侧红色边界内可见小肠绒毛样的类乳头结构。其外是正常结构。

病理解读

病变活检病理报告为低级别瘤变(图4-6)。

根据前述对病变的分析,该病变有明显的边界,且在病变的中心有较为明显的血管和腺管异型性。因此,认为该病变为肿瘤性病变。图示白色箭头(图4-5a)为肿瘤性病变的边界线。检查中进行了吸气的检查,发现病变较为柔软(图4-5b)。

综上考虑该病变为肿瘤性病变,分化型,病变的范围在直径2cm左右,无明显溃疡。病变符合ESD治疗指征,遂对其进行了ESD。

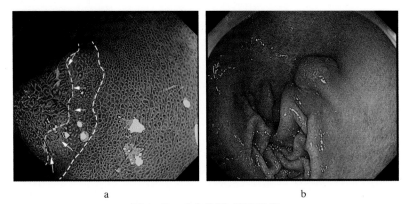

a   b

图4-5　病变范围、深度诊断

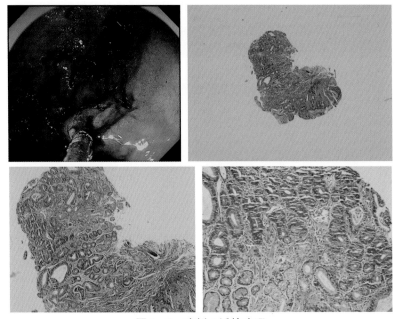

图4-6　病例4活检病理

手术过程及术后病理解读

在 ESD 术前进一步进行了水下放大，主要目的为将红色圈内的位置进行标记（图 4-5a），将 3 层范围都包括在 ESD 切除范围内。图示（图 4-7）为手术过程。

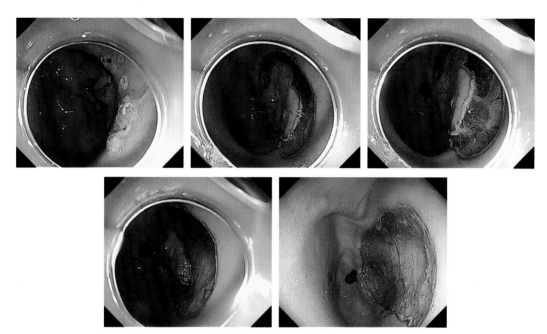

图 4-7　病例 4 ESD 手术过程

术后对标本进行了结晶紫染色＋放大。因病变的肛侧区域在体内无法很好地观察，所以在术后对标本进行了进一步仔细观察（图 4-8）。

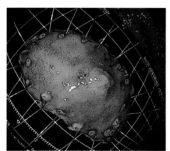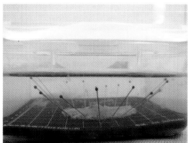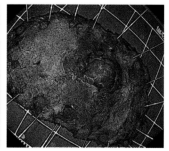

图 4-8　病例 4 病变标本

图 4-9c 为病变中心位置的部分结构，图 4-9e 为病变肛侧，图 4-9g 为类似乳头状结构表现的区域。

最后对病变进行病理的复原。共分切了 16 条组织。病变的位置大体位于 6 号、7号、8 号及 9 号 4 条组织内。分别对这些组织条进行观察。

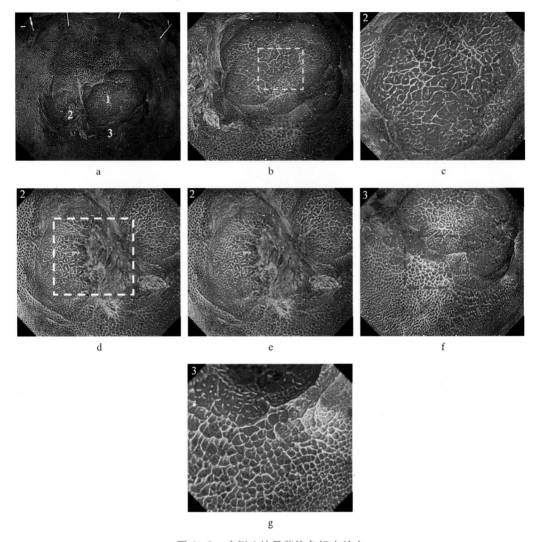

图 4‑9　病例 4 结晶紫染色标本放大

　　对第 8 条组织单独做了图片,可见内部隆起的幽门腺的增生,但相对无异型性,非腺瘤的改变。表面上皮腺体呈低瘤的改变,但相对而言,其核质比是增高的(图 4‑10)。

　　免疫组化(图 4‑11)检查示 MUC‑5AC 和 MUC‑6 均呈灶状的阳性或部分阳性,而 MUC‑2、CD10 和 CDX2 均呈阳性表现。

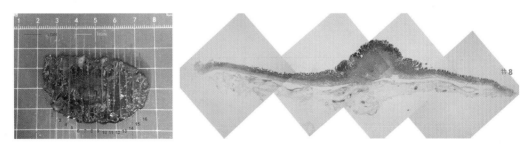

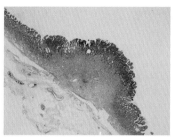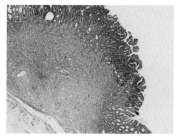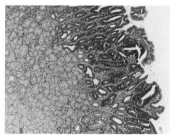

图 4‑10　病理复原和 8 号条带放大

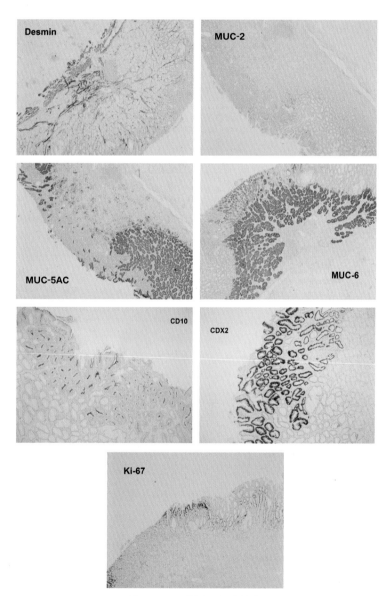

图 4‑11　病例 4 免疫染色

综上分析,该病灶被诊断为低级别瘤变伴幽门腺增生,伴灶区高级别瘤变,黏膜肌层、血管内皮以及淋巴管无累及(表 4-1)。

表 4-1　ESD 病理诊断结果

项目		结果
ESD 病理诊断结果(final diagnosis)		低级别上皮内瘤变伴幽门腺增生,伴灶区高级别上皮内瘤变(LGIN, with pyloric gland hyperplasia, Focal HGIN)
ESD 标本大小(specimen size)		5.2 cm × 2.8 cm
病变大小(lesion size)		1.7 cm × 1.1 cm × 0.7 cm
血管、淋巴管侵犯情况		未见确切血管、淋巴管侵犯(V0, Ly0)
病变深度		病变位于黏膜表面;黏膜肌层完整(T1M)
标本切缘及基底累及情况		标本切缘及基底未见特殊改变(HM-,VM-)
免疫组化(IHC)		以肠型为主的混合表型(gastrointestinal phenotype)
具体结果	1. 瘤变上皮	MUC-2 杯状细胞(+),CD10(+),CDX2(+)MUC-5A 灶性(+),MUC-6 部分(+)P53(+)约 10%,P504S(-),Ki-67 约 50%
	2. 黏膜肌	Desmin(+)
	3. 血管内皮	CD34(+)
	4. 淋巴管上皮	D2-40(+)

讨论与专家解答

发表者提问:

问题 1:该病变主要呈隆起的变化,但其隆起的主要原因是幽门腺呈增生的改变,该改变的原因是什么?

问题 2:该病灶在 Hp 阴性的背景下,内镜下没有看到肠化或者萎缩的表现,病理下也没有典型的杯状细胞和刷状缘,但我们通过免疫组化和病理检查结果发现它还是存在不成熟的杯状细胞和潘氏细胞。从免疫组化来看,其为肠型为主的混合表型,原因是什么? 何种情况下非 Hp 感染的低级别瘤变或者腺瘤会逐渐进展为癌?

问题 3:病变在变化的过程中为何会出现黏液表型的变化,其发生发展的机制是什么? 该病变是否能构成高级别瘤变?

病理专家岩下明德教授:该病例的病理学诊断较为困难。病变表面部分为肿瘤性上皮,下方幽门腺增生都较为明确,关键在于病变诊断应为腺瘤还是低级别上皮内瘤变？抑或是腺瘤和癌中间的交界型病变，或是诊断为癌？个人会初步考虑诊断为中度异型的腺瘤，或者诊断为交界性病变。病变的异型程度高于腺瘤，但还不是癌。

本例镜下可见较多潘氏细胞，所以需考虑为腺瘤，但也需考虑到超高分化腺癌的情况。病变到底是诊断为交界性病变还是腺瘤不清楚时可以做免疫组化检查。当有胃型的免疫表型时可以往严重的方向进行诊断，诊断为交界性病变。本例 MUC‑5AC 部分阳性，因此可以考虑诊断为超高分化腺癌或交界恶性。

本例病理学诊断较为困难，应该征求内镜医师的意见进行综合考虑。

关于隆起形成，个人推测黏膜肌呈树枝状错综向上，形成物理性的牵拉。

内镜专家八尾建史教授：本例隆起的病变应该是幽门腺增生加上肿瘤本身形成的。

在幽门前区的一些病变，有时会进入幽门又退出来，有时又会被嵌顿，这可能也是形成增生的理由之一。上皮病变在幽门口不断进出，被牵拉后形成了幽门腺的增生。

本例病变有 3 条不同的边界线，形态结构完全不一样。从外往内观察，从红线到白线是一个从周边向中央的一个连续性改变。上皮性肿瘤会有一些反应性增生，这可能就是白线和红线之间表现的原因。患者的背景黏膜 Hp 是阴性的，但是出现了乳头样结构，其确切的原因仍需讨论，可能是被这个病变牵拉后反应性的改变。

病理专家岩下明德教授：该病变存在纤维肌的增生。该部位可能曾受到某种刺激，导致了增生性的改变。

（胡　晓　杨旭丹　岩下明德　八尾建史）

5 胃窦平坦型病变1例

患者基本信息

病例5：女性，49岁，2017年9月胃镜诊断为糜烂性胃炎，Hp感染，进行了Hp的根除。

首次胃镜检查

除菌后6个月，白光下远景观察可见地图样充血，呈除菌后改变，胃窦区域有明显萎缩背景，胃窦后壁可见一糜烂灶，中央部见少许白苔（图5-1a～b）。抵近观察可以看到病灶边缘萎缩，黏膜下血管透见。整个病变的边界非常清晰，整体以发红为主（图5-1c）。NBI下观察该病变边界较为清晰，中央呈糜烂，黏膜整体呈青色（图5-1d）。抵近边界进行中低倍的放大观察，未能观察到特别清晰的边界线，病变伸展较为平坦。病变左侧可见活检瘢痕，弱放大可见可疑边界线，表面腺管结构不规则（图5-1e）。对病变中央进行弱放大，也可看到表面结构的异常（图5-1f）。这是个非常可疑的病变，

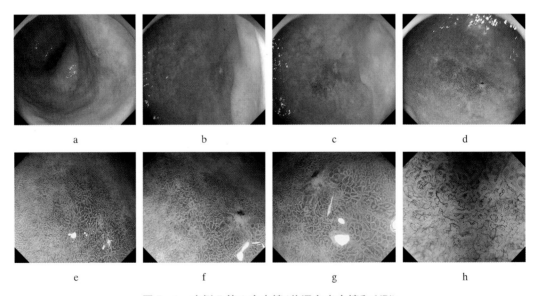

a   b   c   d

e   f   g   h

图5-1　病例5第1次内镜（普通白光内镜和NBI）

存在明显的结构异型,当时考虑为早期胃癌,但对边界线存在疑问。边界线在低倍和白光下可见,但在放大观察时边界线不清晰,故怀疑为除菌后的影响(图5-1g)。当时又做了进一步的放大尝试是否能在背景中寻找到边界和不规则血管结构,但仍然找不到边界,表面微结构白区相对来说不明显,但有微血管异常,这是一个异型的不规则的微血管表型(irregular microvascular pattern,IMVP),边界线依旧不明确(图5-1h)。

病理解读

由于内镜诊断还不是特别明确,所以需对病变进行活检。活检区域如图5-2a所示,病理检查提示中度异型增生(图5-2b)。该病变的病理诊断上发现了可疑病灶,但是边界线不清晰。由于该患者有糜烂性胃炎病史,有长期服用胃药的情况,不排除质子泵抑制剂(PPI)等药物的影响。因此,决定采取停止药物3个月后进行复查。

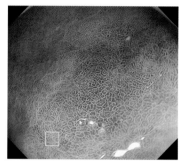

a. 活检部位   b. 病理学检查提示中度异型增生

图5-2 病例5第1次内镜活检及病理图像

第2次胃镜检查(3个月后)

本次胃镜检查发现白光下边界不清晰,较3个月之前更加模糊,呈萎缩背景,可见平坦黏膜病变,看起来仍是一个胃炎型病变(图5-3a~b),抵近观察仍未见清晰的边界(图5-3c)。靛胭脂染色后出现了2个疑似边界的成分(图5-3d~e)。这是一个平坦型病变,且是一个除菌后的胃黏膜状态,所以对边界线的判断较为困难,我们认为这个边界线不是很清晰。

利用微放大,在靛胭脂染色后对几个可能的边缘进行确认。外缘边界区域过渡平缓,我们认为边界区域还是应该在箭头所指区域。由于病变比较平坦,这个判断还是较为主观,无法确定是绝对交界性的改变(图5-4b)。图5-4c这个区域也是如此,这是外侧的交界区域,过渡较为平缓,箭头区域相对较红,但看不到一个非常陡然的变化。我们认为边界在箭头所指部位(图5-4d),即发红的部位,箭头所指处是靠近边界的区域。对口侧进行观察,相对而言口侧的黏膜边界较为清晰(图5-4e)。

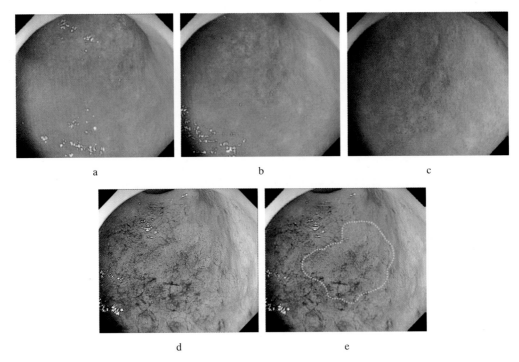

图 5-3　病例 5 复查内镜白光下表现和边界确定

注：a～c. 白光内镜；d～e. 色素内镜。

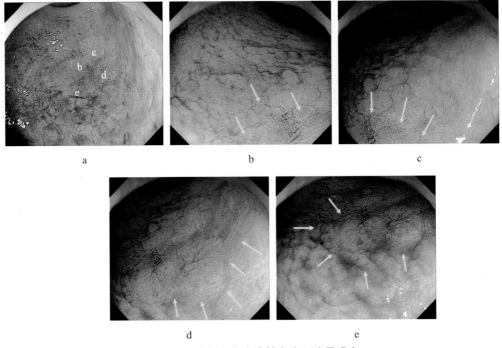

图 5-4　病例 5 复查内镜白光下边界观察

无放大 NBI 下可见病变整体边界不清晰，有一白点存在，整体色调发青（图 5-5 a）。放大观察发现青色部分全是亮蓝嵴（light blue crest，LBC），边缘部分仍然不能判定为明显异常。但病变中心部分可以看到 LBC 所勾勒出的结构异型（图 5-5 b）。

　　对病变的边缘进行放大，尝试寻找病变边缘是否存在清晰边界（图 5-5）。可以看到边界在黄色箭头所指部分，平面略高，中间出现轻度结构异型。外侧区域有些结构稀疏，和整个萎缩背景相关（图 5-5 c）。图 5-5 d 所示边缘相对来说更加清晰。黄色箭头所指的是边界线，边界线内部可见大量 LBC。关于 LBC，如八尾教授所说，它所勾勒的边缘上皮会略厚一些。另外，它呈现的齿状改变不会特别平滑地形成圈样的结构，而是出现锯齿样的改变。

　　对病变中间进行放大观察，可见往四周伸展的微表面结构和隐窝间部（intervening part，IP）明显拉长，方向性出现紊乱，宽度明显扩大，扩大的 IP 中间可见大量的异型血管。基于此，可诊断该病变为分化型腺癌。但对该图进行进一步解读，考虑此处的 IP 明显扩张，有明显破损区域；但该区域未活检，炎症也不重，已除外药物的影响，这种结构的变化提示可能会存在一些分化程度不好的改变，存在中分化改变的可能（图 5-5 e）。图 5-5 f 显示的为白点区域，黄色箭头部分为边界。在肛侧区域找边界有时十分困难。从放大的图像上来看这个边界线不是特别明显，但仔细观察大致能勾勒出边界。然后进一步观察（图 5-5 g），在黄色箭头的区域内部有结构异型、血管异型的改变。白点诊断为白色球状物（white globe appearance，WGA，也称为白球征），在 WGA 区域周围部分，可见结构大小不一、存在融合和血管破碎的改变。由此，该病变诊断为癌；结合 WGA 右侧区域推测分化情况不佳，但依然还有结构，考虑中分化腺癌可能，不排除存在中低分化的改变（图 5-5 h）。

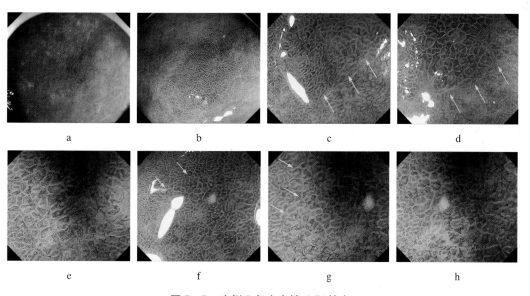

a　　　　　　b　　　　　　c　　　　　　d

e　　　　　　f　　　　　　g　　　　　　h

图 5-5　病例 5 复查内镜（NBI 精查）

内镜诊断及治疗方案

基于内镜下所见,最终诊断该病变为一个位于胃窦的 8 mm×10 mm 的病变,病变整体发红,为 type0-Ⅱb(浅表平坦型),通过第 2 次内镜下观察,用血管与表面结构分型(VS 分类)判断边界线(DL)存在,但不清晰,血管结构和表面结构的异型性明显,考虑为肿瘤性病变。由于病变平坦,黏膜伸展较好,考虑为黏膜内病变。决定采用 ESD 治疗。

病理解读

ESD 过程如图 5-6 所示。对标本进行切片,以肉眼来看病变的大致范围如图 5-7a 所示。病变大致位于组织条的 8~14 号,图 5-7b 是其中的一条,确实和活检一样,是中分化腺癌,考虑为 tub2> tub1。最终病理学诊断:胃窦大弯侧的平坦型病变,标本大小为 55 mm×40 mm,肿瘤大小为 18 mm×10 mm,上皮内瘤变高级别,中分化成分大于高分化成分(tub2> tub1),病变位于黏膜内(pT1a),无淋巴浸润(Ly0),无血管侵犯(V0),病变的范围比内镜下大。

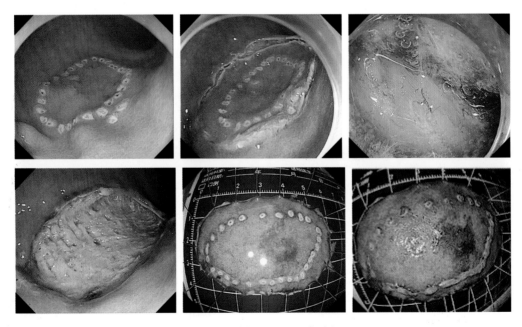

图 5-6　病例 5 ESD 手术过程

讨论与专家解答

发表者:这个病例存在几个问题。首先,想请教八尾教授,这个病变两次内镜检查均看不到清晰的边界,当表面见到 LBC 结构时,是否影响对 MS 或 MV 结构的判断。而

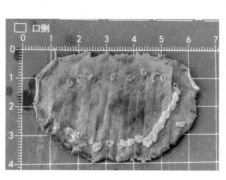

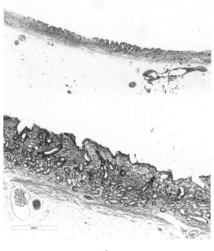

a   b

图 5-7 病例 5 ESD 标本及其组织条

对于病理,也想请岩下教授帮忙看一下,如何能够提高对病理的准确判断。因为该病变从内镜下的表现来看考虑是癌。

内镜专家八尾建史教授:首先回答第 1 个问题,我们来看一下白光的图片(图 5-1e),这个确实是病变的边界,判断起来非常困难。我们从周边向中间部分进行观察,可看到它的血管和红色的深度是有一些变化的。在看到这张图像时需要判断该部分是否存在可疑病变,这是要点。第 1 次观察的时候如果从更远的部位往近处看或许有病变边界(图 5-1h)。此病变表面的分化程度是很好的,而在深层可能存在一些如中分化等分化程度低的部分,在黏膜下断断续续地浸润生长。为了验证其可能性,想请岩下教授对病理进行确认。

病理专家岩下明德教授:癌细胞的量比较少,病变比较低且靠近黏膜肌,所以在判断病变边界时会比较困难。为什么病变界线难以判断?是因为此病例的表层上皮及其非肿瘤性腺管是保留的,腺管之间出现了分化差的癌。两个非肿瘤性上皮之间,黏膜深层出现了肿瘤性上皮,而表面的上皮也是非肿瘤性的。所以,此类病变边界判断起来比较困难,因其肿瘤细胞并未露头。

内镜专家八尾建史教授:这样类型的癌,放大内镜有其局限性。如果仅从表面观察,并不能得到明确的结论。与 NBI 相比,白光能到达更深的位置。此处的肿瘤会把血管破坏,所以应表现为褐色的改变。要注意观察在白光下发红的周围是否有褐色的改变。另外,观察时要从远处向病变中心观察,来寻找是否会出现差异。如有难以发现病理边界线的情况,可在其周围取组织活检,活检完成后再进行观察。这是一例典型的难以判断边界的病例。

(黄思霖 裴小娟 八尾建史 岩下明德)

6 胃多发平坦病变 1 例

患者基本信息

病例 6：男性，65 岁，既往有萎缩性胃炎病史，本次常规随访胃镜，既往 Hp 感染史不详。

普通胃镜检查

筛查过程中，发现 2 个病变（图 6 - 1）：一个是胃体胃窦交界大弯处 0 - Ⅱa + Ⅱc 型病变（病变 A）；一个是胃窦靠近幽门管处 0 - Ⅱc 型病变，直径约 5 mm（病变 B）。病变 A 位于萎缩和非萎缩的交界处，为肿瘤的好发位置，故考虑肿瘤性病变的可能性比较大，并对可疑的病变 A 进行了详细的观察。

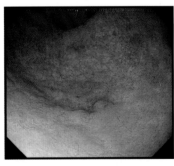 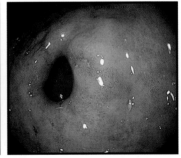

a. 病变 A　　　　　　　　　　　　b. 病变 B

图 6 - 1　病例 6 首次内镜检查

色素内镜

对病变进行靛胭脂染色，染色后整个病变的边界变得更加清晰（图 6 - 2）。病变肛侧的黏膜可以看到萎缩和非萎缩的黏膜相间分布，提示病变位于中间带。病变口侧的黏膜是非萎缩的胃底腺黏膜。这样一个典型的图像提示这是个除菌后的状态。对染色后的病变抵近观察，发现病变肛侧黏膜和萎缩的背景有很明确的分界线，表面纹理上也不同。病变口侧有一个轻微的隆起，通过对表面纹理的观察，考虑这里的隆起是正常黏膜水肿，是病灶对于正常黏膜推挤性的生长。因此倾向于考虑这个病变是高级别瘤变甚至黏膜内癌。

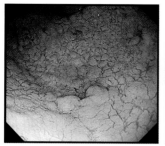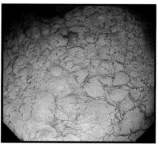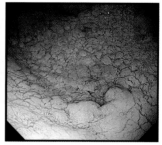

图6-2　病变A色素内镜

　　总结第1次检查的结果：病变A是低级别瘤变，病变B是黏膜内癌。通过对病灶大体情况的观察，我们认为这两个病变都是局限于黏膜内的，病变整体都是平坦的，延展性都比较好，适合做ESD切除。对于病变B，一开始并没有怀疑它是一个肿瘤性病变，之后又对病变B进行了放大精查。

放大胃镜检查

　　病变A的变化不大（图6-3a～b），病变B比较小且受到活检的影响，局部有些水肿（图6-3c～d）。两个病变活检的瘢痕都很清楚，NBI观察下病灶的轮廓清晰。

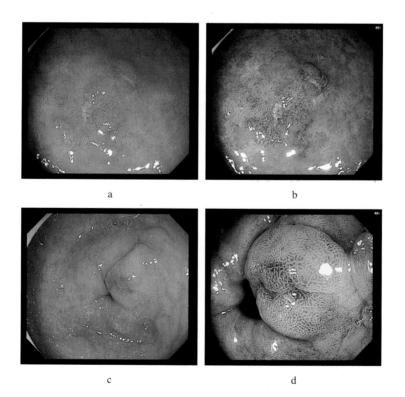

图6-3　病例6精查内镜（病变整体）

注：a～b.病变A；c～d.病变B。

病变 A 口侧可以看到有些非萎缩的幽门腺和非萎缩的胃底腺,表明这个位置位于幽门腺和胃底腺移行的区域(图 6-4 a~b)。抵近观察可见在这个位置有些不规则的血管,考虑可能为螺旋形(corkscrew pattern,CSP)的不规则血管(图 6-4 c~d),而且有明确的分界线。

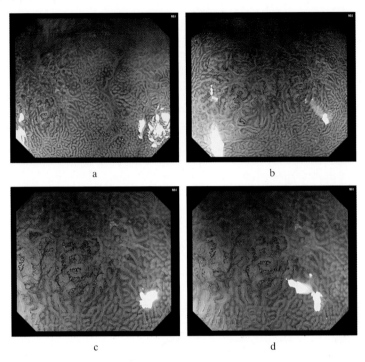

图 6-4 病例 6 精查内镜(病变 A 口侧)
注:a~b.低倍放大;c~d.高倍放大。

在病变靠近前壁的区域可以观察到一个明确的分界线(图 6-5 a),这个病灶微结构呈现绒毛样改变,比较符合腺瘤的改变;微血管的直径、分布都有一定的不规则性。因此,判断为不规则的微血管(图 6-5 b~c)。值得一提的是在这里有散在的白色不透明物质,分布不太均匀,而且是一个比较稀疏细密的分布。根据 VS 分型,应该考虑是癌。

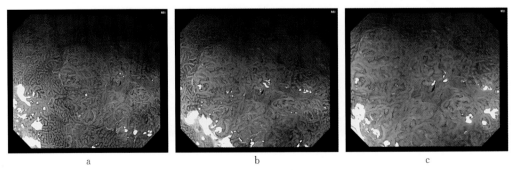

图 6-5 病例 6 精查内镜(病变 A 靠近前壁区域)
注:a.低倍放大;b~c.高倍放大。

病变 B 比较小而且靠近幽门(图 6-6),即使使用黑色软帽也很难再靠近观察。对病变的 4 个方向尝试进行更高倍率的放大,并未观察到异常的血管和腺管。由于第 1 次活检明确取到癌,结合内镜所见,可排除低分化癌的可能性,因为它不是一个褪色的病灶,也没有观察到异常的血管。考虑到病灶比较小,我们将该病变的活检瘢痕及周围隆起部分一起进行 ESD 切除。

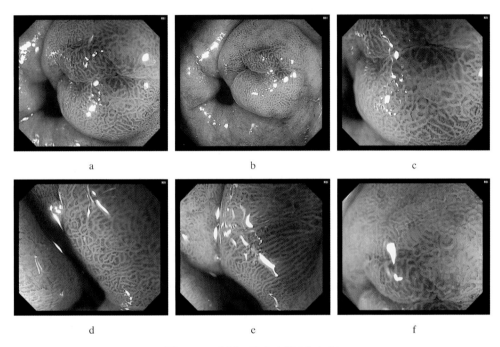

图 6-6　病例 6 精查内镜(病变 B)
注:a~b 中倍放大;c~f 高倍放大。

手术过程及术后病理解读

　　图 6-7 是 ESD 的过程,对于较大的病变周围标记比较方便,对于小的病灶应尽可能地多切除些组织,这样对之后的病理学评估有更好的帮助。

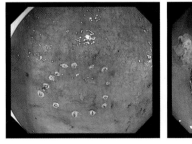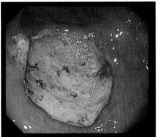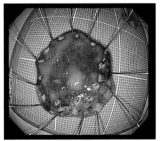

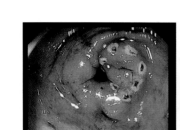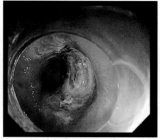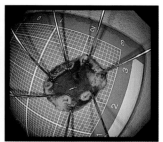

图 6-7　病例 6 ESD 手术过程

ESD 术后,病灶 A(图 6-8)根据病理科医师的判断仍是低级别瘤变,扁平腺瘤,直径为 15mm。

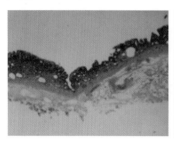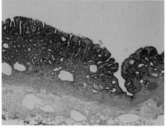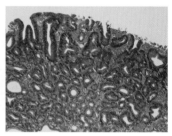

图 6-8　病变 A 病理图

病变 B 在最初切片中没有切到异常组织,沟通后病理科医师再次进行了深切。深切后发现在活检瘢痕的两侧可以看到肿瘤腺管,P53 强阳性(图 6-9 b)。高倍镜下观察判断也与活检病理相符合:有一个小的腺管,考虑原来是与大的病灶连在一起的,由于活检的关系分为了两块(图 6-9 c~d)。高倍镜下可见这个腺管已经侵犯到黏膜肌层,故判断病变 B 的浸润深度是 M3(图 6-9 e~f)。

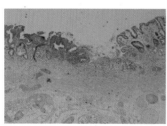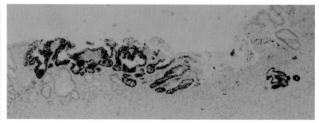

a　　　　　　　　　　　　b

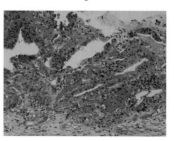

c　　　　　　　　　　　　d

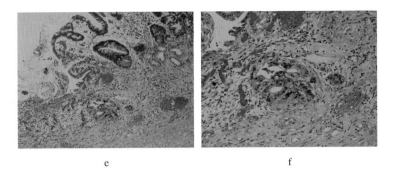

e   f

图6-9 病变B病理图

病理和标本的对比

离体标本固定后,可以发现整个凹陷面与在体内观察时产生了变化,凹陷的部分更加清晰,与病理图像相符合(图6-10)。

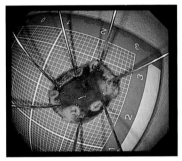 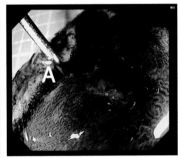

a. 离体标本   b. 离体标本部分放大

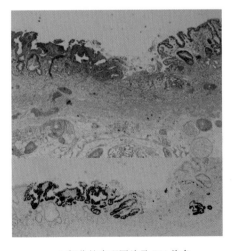

c. A部分的病理图片及P53染色

图6-10 病变B标本-病理对比

最终病理诊断

病变 A 与病变 B 的最终病理诊断结果见表 6-1、表 6-2。

表 6-1　病变 A 的病理诊断

属性	诊断结果
病变位置	胃窦大弯侧
病变颜色	白色为主,局部红色
病变形态	0-Ⅱa+Ⅱc
VS 分型	不规则 MS 及 MV 存在,DL 存在
肿瘤还是非肿瘤	肿瘤
良性还是恶性	良性
腺瘤、肿瘤、早期癌或进展期	腺瘤
早期癌的浸润深度 M 层、SM 层	黏膜层
总体诊断	病变 A 考虑为腺瘤,但是在内镜的观察下有不规则的微血管、微结构;存在分界线。(编者按:注意后续讨论对于病理的争议)

表 6-2　病变 B 的病理诊断

属性	诊断结果
病变位置	胃窦
病变直径	2mm
病变颜色	红色
病变形态	0-Ⅱc
VS 分型	未见异常 MS 和 MV,未见 DL
肿瘤还是非肿瘤	肿瘤
良性还是恶性	恶性
腺瘤、肿瘤、早期癌或进展期	早期癌
早期癌的浸润深度 M 层、SM 层	黏膜层
总体诊断	病变 B 虽然没有观察到异常的血管、腺管和分界线,但是最后病理结果是黏膜内癌

讨论与专家解答

发表者:对于该病例,内镜部分我们有以下 3 个问题。

问题1:病变A中间可以观察到CSP,但没有发现低分化癌的成分,为什么?

问题2:根据病变B的大体形态,是否可以怀疑其肿瘤性病变甚至癌的可能性?

问题3:根据病变B放大内镜下的表现,没有找到异常的血管和腺管,但根据病理下的切片的诊断,得知肿瘤腺管是暴露在黏膜表面的,为什么我们没有观察到异常的血管和腺管?

对于病理学诊断,在病变A中发现了异常的微结构和微血管以及边界线,但最终病理诊断为低级别瘤变,请问是什么原因造成这样的情况?

先分享下我们自己讨论后对这些问题的理解。

问题1:对于CSP,左侧的图像是日本文献中典型的CSP图像(图6‑11a),中间的图像是已经确诊的低分化印戒细胞癌的放大微血管图像,可见与左侧图像相似(图6‑11b)。右侧是本次病例的微血管结构图像,可见还是存在一定区别(图6‑11c)。

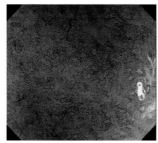 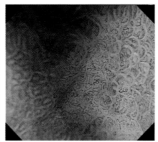 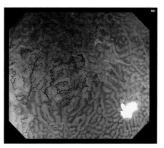

a. 日本文献中典型的CSP血管　　b. 确诊的低分化印戒细胞癌的　　c. 图像中的微血管结构与典型
　　图像　　　　　　　　　　　　放大微血管图像　　　　　　　　CSP有明显区别

图6‑11　病例6讨论参考图

问题2:通过阅读参考文献,我们不一定马上就能判断这一定是肿瘤性病变,但如果我们第1次就能在这个部位进行放大内镜进行观察,想必是能够发现异常的。然而对所有患者的每个小的糜烂性病变均行放大内镜检查似乎是不可能的,也有文献推荐对萎缩性胃炎比较严重、萎缩范围超过O‑1的患者常规使用放大内镜来进行筛查。对于每一个糜烂灶进行筛查确实费时费力,那么对于这个病灶是否存在可疑的、大体形态下的蛛丝马迹来帮助我们进行预判,从而提升筛查的效率和准确性?

问题3:关于这个病变为什么在体内观察不到异常的微血管与微结构,我们认为是由于这个糜烂灶在体内的时候黏膜水肿把异常的肿瘤腺管包进去了,而离体后标本延展开后可能会看到异常的表现。

最终病理与内镜的观察结果不符合,可能的原因还是欧美和日本病理学标准的差异。

内镜专家八尾建史教授:对于病变B这样微小的Ⅱc型病变,一定要把凹陷的沟撑开进行放大观察。如果说将黑帽正好抵在病变处,用水或者空气把沟撑开,即使是2mm的病变也一定能看到它微细的改变。合并使用浸水法的时候会更清楚,这是技术上的问题。

病理专家岩下明德教授:病变 A 我认为是高分化腺癌,日本和欧美的诊断中有一个非常大的区别是有无间质浸润。在欧美的诊断标准中,如果没有间质浸润,一般不诊断为癌;与之相对,日本的标准更重视细胞的不典型性和间质的不典型性,不考虑有没有间质浸润。这个病变虽然没有明显的间质浸润,但欧美的医师也会诊断为重度的异型增生,高级别上皮内瘤变。我认为这个病变的结构异型性很强,不考虑浸润的问题,它的肿瘤性腺体已占据黏膜层全程,到达黏膜肌层附近,故诊断为癌。另外,它每个腺管和每个腺管的结构都不一致。该病变的腺管向胃型的小凹上皮分化,腺体的异型性比较强,部分腺体呈绒毛状、乳头状结构。这样的病变往癌方向考虑比较好。过去对于这样的病变我们也在癌和非癌的诊断中非常犹豫,按照日本的小谷分类将它归为第 3 组,对到底是肿瘤性的还是非肿瘤性的不典型性进行确定。这样的病变我收集了 50 例,进行了 5 年的随访,在这 50 例中很多 5 年后都变成了明显的黏膜下浸润。我发现这些病例有 3 个特点:①有些腺体呈乳头状或者绒毛状结构;②上皮细胞有向胃的小凹上皮细胞分化的倾向;③有腺体结构异型性。

通过这些病例我再反省和总结,应将这类病例归类为癌。这个病例的诊断非常困难,但我诊断其为高分化腺癌。因此我认为最初的临床诊断是正确的。

另外,可以借助免疫组化检查进行 MUC - 5AC 和 MUC - 6 染色,可以看到上皮有些向胃型分化,有些向肠型分化,两者都是阳性的为混合型。一般而言,如果是胃型,较大可能是癌。

发表者(病理科医师):我们认为高级别的腺管异常通常有过度生长和筛状融合的特点。在这个病例中我们都没有看到。对于细胞学的异型性,它的极性还在,细胞核仍然位于基底部,排列方向朝腔面,按照该标准,我们诊断病变 A 为低级别上皮内瘤变。

病理专家岩下明德教授:在诊断这种癌时不能拘泥于筛状结构和腺体融合。我诊断癌的依据主要为:①腺管异型性;②有乳头状或绒毛状结构;③细胞有胃型分化的倾向。通过这三者,诊断为癌。在中国国内也应该会诊断为高级别腺瘤。虽然没有浸润,但不能诊断为低级别。

(肖子理　肖　立　八尾建史　岩下明德)

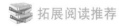 拓展阅读推荐

TATEMATSU H, MIYAHARA R, SHIMOYAMA Y, et al. Correlation between magnifying narrow-band imaging endoscopy results and organoid differentiation indicated by cancer cell differentiation and its distribution in depressed-type early gastric carcinoma [J]. Asian Pac J Cancer Prev, 2013, 14(5): 2765 - 2769.

7 胃底腺黏膜型胃癌 1 例

患者基本信息

病例 7：男性，52 岁。上腹不适 1 个月入院。1 周前在当地医院行胃镜检查提示上部胃体小弯侧 0-IIc 型病变。当地病理检查提示慢性炎性改变。既往体健，血常规、凝血功能、肝肾功能、腹部彩超、心电图检查正常，胸部 CT 检查正常，^{13}C 呼气试验结果为阴性。

首次胃镜检查

上部胃体小弯可见 0-II c 型病变，大小约为 0.8 cm×1.0 cm，呈褪色调的改变，可见树枝状的血管，背景黏膜无明显萎缩（图 7-1a～b）。进一步抵近观察可以看到更明显的树枝状的血管（图 7-1c～d）。接着进行 NBI 观察，边界明显，可见不规则微表面结构，其中腺管大小不一，方向不一致，极性紊乱。喷洒靛胭脂后边界不清晰（图 7-2）。

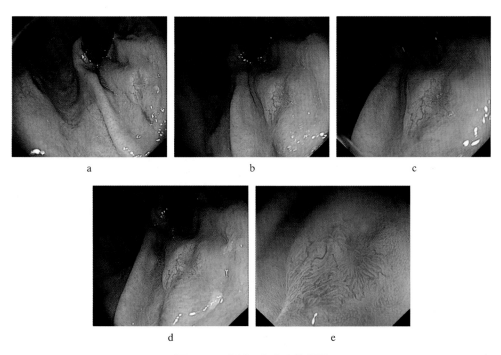

图 7-1 病例 7 白光内镜所见
注：a～b.病变整体；c～d.病变低倍放大；e.病变高倍放大。

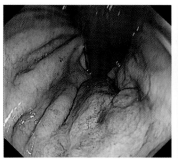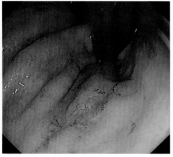

图7-2　病例7色素内镜所见

放大胃镜检查

　　白光放大观察,可见隐窝边缘上皮(marginal crypt epithelium,MCE)明显拉长,长短不一,方向不一致,树枝状血管更加明显(图7-1e)。NBI放大观察:在图7-3b内箭头标记位置可见MCE消失,有异常微血管。图7-3c箭头标记位置隐窝部分明显拉长,显示不清,上方隐窝呈针尖样开口,提示Hp阴性。图7-3d内箭头标记部分观察可见MCE部分消失,有异常微血管。对中心部位进行放大,有不规则的表面微结构,腺管大小不一,方向不一致。最后一处放大观察可见MCE显示不清晰,有异常微血管(图7-3f)。

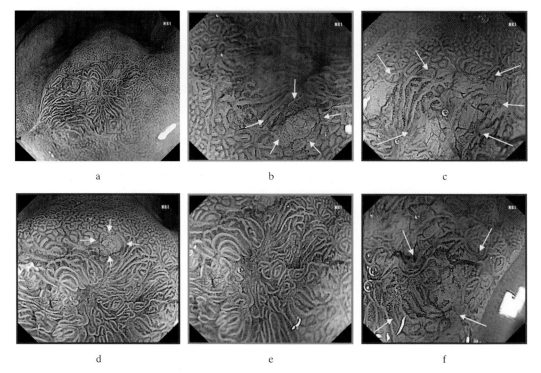

图7-3　在NBI内镜下对病变各可疑部位进行放大观察

内镜诊断及治疗方案

综合以上的白光、色素和 NBI 内镜观察,内镜诊断:病变位置位于胃体上部小弯,大小约 0.8 cm×1.0 cm,颜色稍发白,0-Ⅱc 型病变。边界尚存在,表面微结构和微血管异常。根据 VS 分型,判断属于肿瘤性病变。病变边缘虽然稍微隆起,有黏膜下层浸润的可能,但病变小,考虑浸润深度位于黏膜层,遂行 ESD 治疗。

病理解读

HE 染色显示黏膜层和黏膜下层层次结构清楚,病变位于组织条的中央,染色较深,一部分病变位于黏膜下层。癌组织区域轻度凹陷,癌组织染色深,与周围组织分界清楚(图 7-4~图 7-7)。癌组织表面大部分区域覆盖正常上皮,上皮下方有一带状区域腺体稀少,胃小凹大小和形状不一,排列不规则(图 7-5),局灶表层覆盖非典型性核的肿瘤性小凹上皮型细胞(图 7-5 i)。

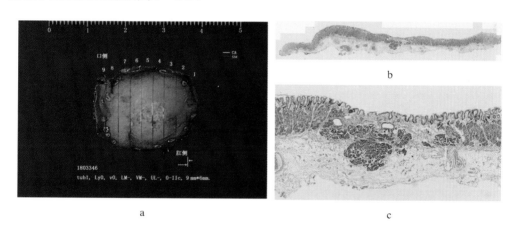

图 7-4 病例 7 ESD 标本及条带 4 病理图
注:a. ESD 标本与病变谱系图分布图;b.条带 4 整体病理图;c.条带 4 可疑部位放大,病变区域染色深。

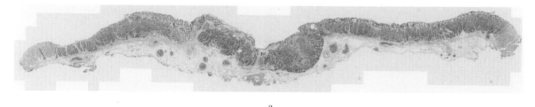

a

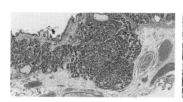

b

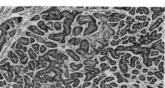

c

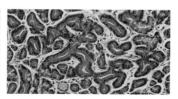

d

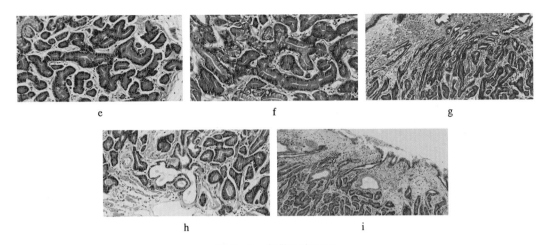

图7-5 条带5病理图

注:a～h.条带5整体,可疑部位放大显示腺体结构异型性明显,分枝管状腺结构复杂,形似"鹿角状"或"姜样",细胞呈柱状,胞质嗜酸与透明交替;i.黏膜表面可见癌组织。

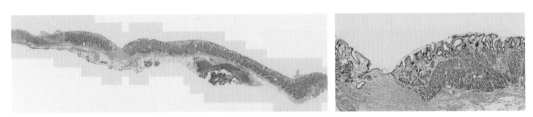

图7-6 条带6整体和可疑部位放大

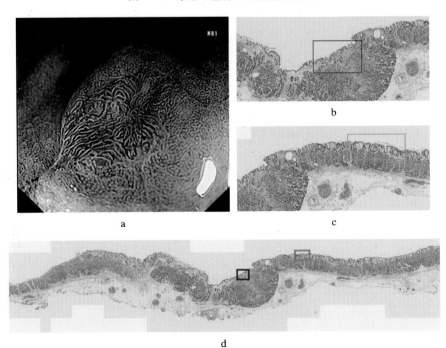

图7-7 病例7病变部位内镜与病理对比

注:a. NBI放大图像;b～c.可疑部位在病理图片上的对应;d.条带整体。

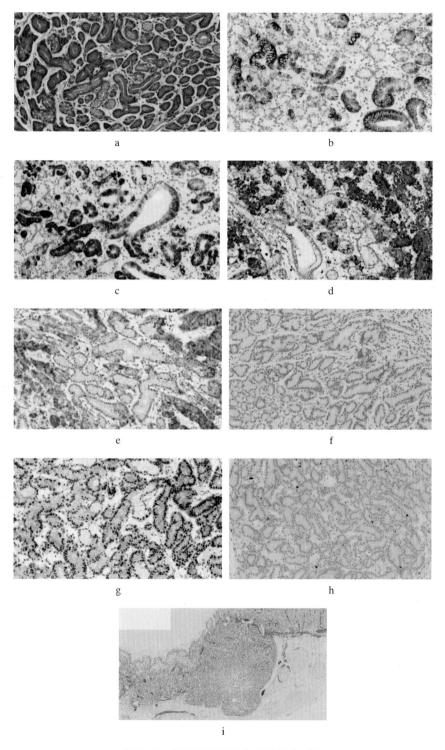

图7-8　病变病理形态与免疫组化对比

注：a. 蓝色线条圈画范围内的腺体由嗜酸性细胞和小凹上皮样细胞两种细胞组成,呈斑驳状；b. MUC-5AC 阳性；c. MUC-6 阳性；d. Pepsinogen Ⅰ 阳性；e. H^+/K^+-ATPase 阳性；f. MUC-2 阴性；g. Cyclin D1 嗜酸性上皮细胞高表达,小凹上皮样细胞低表达；h. Ki-67 低表达；i. Desmin 染色示癌组织内残存少量黏膜肌。

癌组织形态相对一致,呈轻度大小不等的分枝管状腺,腺管密集增生,排列方向紊乱,有的腺体结构复杂或异型性明显,形似"鹿角状"或"姜样"(图7-5)。这些肿瘤性腺体取代了该区域的正常固有腺。癌组织前缘呈推挤式浸润。癌组织内和前端的厚壁血管均提示有黏膜下层浸润。癌细胞呈高柱状或柱状排列形成腺管,癌细胞具有多向分化特征,可识别的细胞形态学至少包括两种类型。最多见的一种是嗜酸性上皮细胞,该细胞核较正常上皮轻度增大,类圆形至杆状或不规则形,核深染,染色质纤细致密并有边集现象,具有中位双嗜性核仁,可见核分裂,并可见到不典型核分裂,核极性紊乱或丢失,排列拥挤,甚至重叠,位于基底侧,胞质丰富,明显嗜酸性。部分区域细胞极性紊乱,个别腺体的上皮细胞似有双层排列的倾向。另一种细胞为小凹上皮型细胞,细胞核圆形或卵圆形,位于基底侧,核呈轻微空泡状,染色质纤细、稀疏,有清晰的核仁,胞质透明或淡染,核极性紊乱。两种细胞可成排出现在同一个腺体中,也可交叉散在分布于同一个腺体中,呈斑驳状(图7-5、图7-8)。

肿瘤性腺体之间可见穿插的黏膜肌束,无明显纤维结缔组织增生,可见少量淋巴细胞、浆细胞和嗜酸性粒细胞,无坏死,无溃疡或溃疡瘢痕。病变周边背景黏膜大致正常,无萎缩,炎症不明显。无Hp感染。

免疫组织化学检查

黏膜表层和深处的肿瘤性小凹上皮细胞MUC-5AC阳性。癌组织胃蛋白酶原(pepsinogen)Ⅰ、胃蛋白酶A(pepsin A)和H^+/K^+-ATPase广泛阳性,部分癌细胞表达MUC-6。结蛋白(desmin)显示病变内黏膜肌组织显著减少。Ki-67阳性细胞散在分布,分布不均,最高的区域约3%,细胞周期蛋白(cyclin)D1阳性细胞比例约75%(图7-8)。Syn、CD56、CgA、CDX2、Villin阴性,P53散在少许强弱不等的阳性细胞,C-erb-20阳性。CD31和D2-40显示脉管未见癌浸润,Hp染色阴性。

病理诊断和治疗选择

病理诊断结果见表7-1。

表7-1 病变病理诊断结果

项目	内容
病变位置	胃(体上部小弯)
肉眼所见	灰白不规则黏膜组织一块,大小2.8 cm×2.2 cm(口侧涂墨,自右向左)
诊断结果	胃黏膜低异型度高分化腺癌/胃底腺型胃癌。癌组织渗透式浸润黏膜下层(Tlb/SM3, D1.3 mm, W2.2 mm),浸润最深处癌组织类型为tub1(5#);浸润模式为推挤式(INFa)。无淋巴管浸润(Ly0)。无血管浸润(V0)。水平切缘阴性(LM-)。 垂直切缘阴性(VM-),癌距垂直切缘最近距离100 μm;病变内未见溃疡(UL-)

续表

项目	内　容
病变肉眼分型(pType)	浅表凹陷型(0-Ⅱc)
镜下病变范围	9mm×6mm
背景黏膜	病变周围黏膜大致正常,Hp(-)
备注	该肿瘤恶性度极低,建议临床考虑观察随诊
修正病理诊断	胃底腺黏膜型腺癌

综合以上病理结果和内镜结果,我们诊断该病变为胃黏膜低异型性高分化腺癌。癌组织虽浸润黏膜下层,达到SM3层,但未进一步补充手术治疗,对该患者制订了随访计划。

讨论与专家点评

发表者:这个病例的发现很偶然。一开始认识不深入,从白光与NBI内镜观察认为该病变小,浸润深度为黏膜层,和病理检查结果明显不一致。对这种病变如何判断浸润深度? NBI内镜观察隐窝边缘上皮明显拉长了,同时存在微血管异常。患者1周前曾活检,对上述内镜表现我考虑有以下3种情况:①活检后修复后的上皮;②黏膜下肿瘤向上抬举引起表面改变;③上述两者综合。

病理专家岩下明德教授:目前,世界上对于此类病变的诊断是存在分歧的。在日本,分成诊断为癌和诊断为增生性病变这两种意见,而欧美学者则多数认为这是增生性病变。我个人倾向将此病变诊断为癌,理由是增生性腺体和非肿瘤性腺体间有明显的界线形成;另外,腺体有结构的异型性。6号组织条(图7-6)上左侧为肿瘤性病变,右侧则是非肿瘤性的胃底腺腺体,我们可以注意到肿瘤性腺体和非肿瘤性腺体间有明显的界线形成,且肿瘤性腺体的细胞核大小约为非肿瘤性腺体的1.5倍左右。正常腺体是类圆形的,而此处的腺体形状各种各样,且此处构成的肿瘤性腺体与正常的固有腺体比是偏大的。此外,我判断此病变为癌的另一大原因是肿瘤已经到达黏膜下层。总结来说,我认为是癌的三大原因有:①和正常组织间有明显的界线形成;②有明显的黏膜下浸润;③腺体结构有明显的异型性,虽然细胞的异型性不强。

这种癌细胞非常类似胃底腺的主细胞,它表达颈黏液细胞的标记,因为颈黏液细胞是主细胞的前驱细胞,表达MUC-6。另外,主细胞表达胃蛋白酶原A,颈黏液细胞也表达胃蛋白酶原A。这种肿瘤还有一种特性,它往往残存着B细胞,所以H⁺/K⁻-ATPase可能也呈阳性。所以此处我认为是胃底腺型腺癌。这个患者的肿瘤是以此处为主体,似乎没有露出黏膜表面,但在有些病例中细胞露出了黏膜表面。这张切片中,癌没有露出表面,但通过医院做的深切,观察这位患者的连续切片后,发现切片中有一点露出表面了,所以此处的肿瘤可以诊断为胃底腺型腺癌。深切的部分既有胃底腺腺体分化的倾向,也有小凹上皮分化的倾向。当肿瘤细胞向小凹上皮分化,也就是小凹上皮表面也是肿瘤细胞时,则称为胃底腺黏膜型腺癌。这种胃底腺黏膜型腺癌是最近刚刚被发现的一种癌。将胃底腺型腺癌和胃底腺黏膜型腺癌进行区分是非常重要的。胃底腺型腺癌的癌没有露出表面,表面是正常的小凹上皮,而胃底腺黏膜型腺癌中的小凹上皮也是癌细胞。这是一例非常罕见的病例。为什么有些人认为它不是癌呢? 是因为胃底腺型胃癌是一种低异型性的癌,表现较为温和。

发表者:请问对于胃底腺型腺癌,浸润深度如何判断?

内镜专家八尾建史教授:对于浸润深度的判断,由于此病理未伴有纤维化,白光下诊断困难。对于判断此类病变的浸润深度唯一有参考价值的是超声内镜检查。由于认识较少,何种病变是否具有淋巴结转移没有定论。

发表者:NBI 下我们看到有拉长的 MCE,这种拉长的 MCE 是否正常,放大观察发现的微血管是正常血管,还是异常血管?

内镜专家八尾建史教授:从结论上来讲,此处拉长部分应是做了活检后的再生上皮。再生上皮的改变应为活检后从幼稚细胞向中间成熟的过程。从外向内看,上皮的表面结构呈现一个逐渐变化的过程,但到中间处出现了一个突然的改变,我认为这个中间部是一个肿瘤性的改变。这样的现象就有可能是癌露出表面的表现。这是一例非常罕见的病例,希望大家在中国能够多发现这样的病例供大家学习,在国际学术交流平台上发表这样的病例。

后记

胃底腺黏膜型腺癌(gastric adenocarcinoma of fundic gland mucosa type, GA-FGM)是与胃底腺型腺癌相似而又不同的一种新的肿瘤类型。胃底腺型腺癌主要向黏膜深层及更深层次增殖,表层的小凹上皮是非肿瘤性成分。当表面的上皮也是肿瘤时,被称为 GA-FGM。GA-FGM 内镜特征为肿瘤边界清楚,多具有明显异常的树枝状血管,以及 MCE 拉长或消失等异常的表面微结构。组织形态学特征和免疫表型支持向胃底腺型细胞(颈黏液细胞-主细胞系细胞和/或壁细胞)和/或小凹上皮型细胞分化。胃黏膜表面覆盖的肿瘤性小凹上皮可见灶状取代正常的表面上皮,细胞异型度小,增殖活性低,具有浸润性生长的生物学特性,属于低度恶性肿瘤,预后较好。多位于胃体上部,多见于 Hp 阴性患者。为获得正确的诊断和治疗,需积累更多的病例和经验。在日本医师岩下明德教授和八尾建史教授的公开推荐下,本病例已于 2019 年 12 月在 *International Journal of Clinical and Experimental Medicine* 杂志上正式发表,文中详细总结了共计 11 例 GA-FGM 的临床病理学特征。

(王新钊　侯卫华　岩下明德　八尾建史)

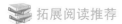 拓展阅读推荐

HOU W，LI C，SHEN M，et al. Endoscopic and clinicopathological features of gastric adenocarcinoma of fundic gland mucosa type：a case report and 1iterature review［J］. Int J Clin Exp Med，2019，12(12)：13993 – 14000.

8 ▷ 同时性食管早癌合并贲门早癌 1 例

患者基本信息

病例 8：男性，71 岁，因反酸、嗳气 1 年就诊。既往史无殊，无家族肿瘤病史，有吸烟史(1 包/天，持续 30 余年)和酗酒史(白酒 250 ml/天，持续 50 余年)。体格检查无殊。术前检查示贫血(Hb 110 g/L)，Hp 阴性。

普通胃镜检查

白光-食管：远景下发现一粗糙糜烂病变(图 8-1a)，切换近景观察后，可见病变距离门齿 27～33 cm，位于 3～10 点方向(图 8-1b)。

白光-贲门：远景观察大弯侧，可见充血糜烂灶，直径为 2 cm，在胃底黏膜下有轻微隆起。近景观察下该病灶为轻微隆起伴中央凹陷型(Type 0-Ⅱa+Ⅱc)(图 8-1e)，口

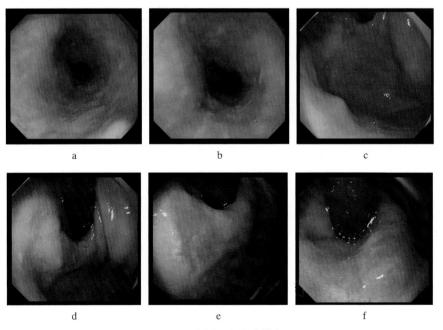

a   b   c

d   e   f

图 8-1 病例 8 白光内镜所见
注：a～b. 食管部分；c～f. 贲门部分。

侧部分可见明显边界(图 8 - 1 d)。

食管碘染色后可见明显不染区,最大径可达管腔的 2/3 圈(图 8 - 2)。

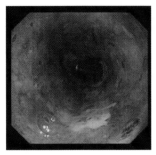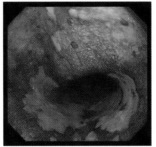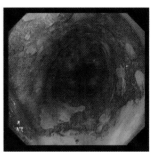

图 8 - 2　病例 8 色素内镜所见

放大胃镜检查

NBI 下对病变进行放大观察,可见典型 B1 型血管(图 8 - 3b～c),可见明显边界线(图 8 - 3d)。回顾无血管区(avascular area,AVA)的定义(图 8 - 4),AVA 是指在一个区域内无血管表现,但在周围可见不规则血管包绕。区域直径小于 0.5 mm,定义为 AVA - small,浸润深度为 M1～M2;直径为 0.5～3.0 mm,定义为 AVA - middle,浸润深度为 M3～SM1;直径在 3.0 mm 以上,定义为 AVA - large,表明浸润在 SM2 以上,不建议内镜下治疗。反观该内镜图 8 - 3i～j,不能作为严格意义上的 AVA。

对贲门部分进行 NBI 远景观察,图 8 - 3k 所示范围为病变的边界线,病灶范围内存在不规则的血管和不规则的腺管,存在白球征(WGA)(图 8 - 3k～l)。

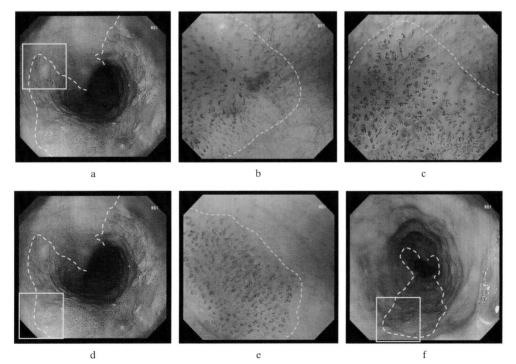

a

b

c

d

e

f

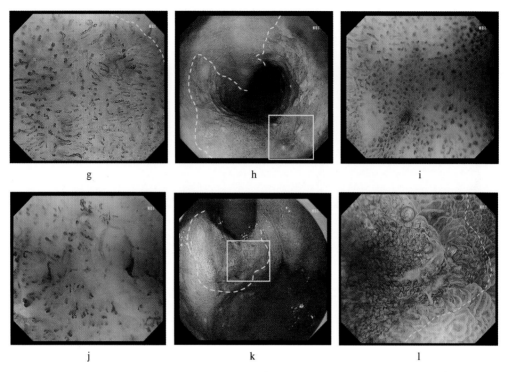

图 8-3 病例 8 NBI 下食管和贲门病变所见

注:a~j.食管病变范围及放大图像;k~l.贲门病变范围及放大图像。

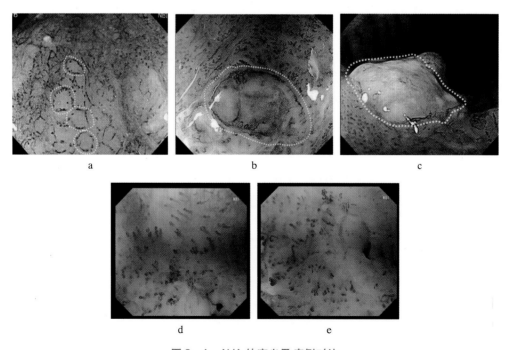

图 8-4 AVA 的定义及病例对比

注:a. AVA-small,<0.5mm,M1~2;b. AVA-middle,0.5~3.0mm,M3~SM1;c. AVA-large,>3.0mm,SM2 以上;d~e.对比定义考虑 AVA-small。

手术过程及术后病理解读

　　结合内镜观察,对食管部病变和贲门大弯侧病变行术前诊断。

　　食管病变位于距门齿 27～33 cm 处,占管径的 2/3,浸润深度达 M1/M2,判断为鳞状细胞癌。

　　贲门病变位于贲门大弯侧偏后壁,直径为 2 cm,内镜下分型为 0-Ⅱa+Ⅱc 型,浸润深度局限于黏膜层,判断可能为分化型癌。故选择 ESD 对两处病变同时进行治疗。图 8-5、图 8-7 分别为食管病变和贲门部病变的手术过程。

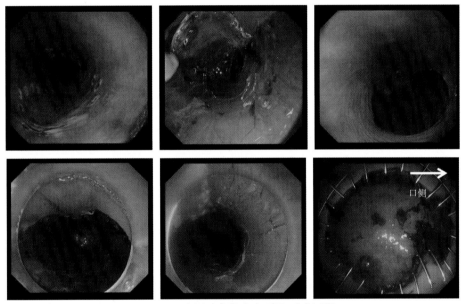

图 8-5　病例 8 食管病变 ESD 手术过程

　　食管病变病理所见:镜下可见表浅肿瘤,延伸至黏膜肌层,由于是基于腺管往下浸润,并不能代表黏膜肌的浸润,图 8-6 c 可见黏膜肌层存在约 1 mm 的浸润。

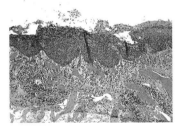 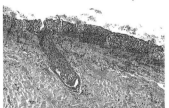 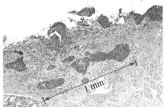

　　a. 病变整体病理图　　　　　　b. 病变处低倍放大　　　　　c. 病变处高倍放大,浸润范围约
　　　　　　　　　　　　　　　　　　　　　　　　　　　　　　　　　 1 mm

图 8-6　病例 8 食管病变病理图

　　表 8-1、表 8-2 是复旦大学附属中山医院规范化早癌的病理报告。食管病变的浸润以黏膜肌层为主(pT1a),水平切缘和垂直切缘均为阴性。

表 8-1 早期食管癌内镜下切除标本病理报告

项　目	内　容
标本部位	食管
标本完整性	整块切除
组织学类型	鳞状细胞癌
浸润深度	pT1a(黏膜肌层)以原位癌为主,部分累及黏膜固有层,局灶累及黏膜肌层(1mm)
淋巴管侵犯	Ly(－)(D2-40染色)
水平黏膜切缘	pHM$_0$(肿瘤距黏膜缘最近距离3mm)
手术术式	ESD
大小	黏膜大小:5.7cm×4.2cm×0.2cm 病灶大小:4.8cm×3.2cm
组织学分级	中分化
静脉侵犯	V(－)
垂直基底切缘	pVM$_0$

　　贲门部病理学检查所见:图8-7是贲门病变的标本。黏膜肌层区域存在深在性囊性表现(图8-8a)。高倍观察下周围发现异型细胞(图8-8b)。图8-8c是其中一个切缘,切缘部分存在灼伤。该情况临床多见于标记距离肿瘤过近,切割过程中灼伤标记点或肿瘤组织。这种情况下,即使是完整切除也会导致病理诊断时出现水平切缘阳性的结果。

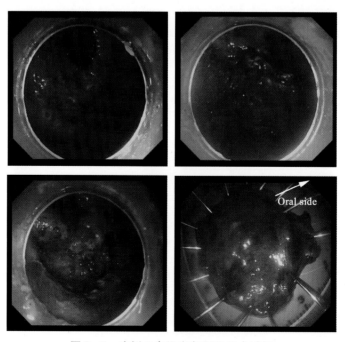

图 8-7　病例8贲门病变ESD手术过程

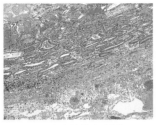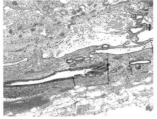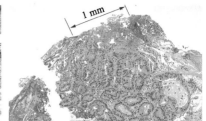

| a. 病变整体病理图 | b. 病变处低倍放大 | c. 病变处高倍放大,烧灼变性肿瘤组织约 1 mm |

图 8-8　病例 8 贲门病变病理图

表 8-2　早期胃癌标本病理报告

项　目	内　容
标本部位	贲门
标本完整性	整块切除
组织学类型	tub1> tub2 高分化管状腺(tub1) 中分化管状腺(tub2)
浸润深度	(黏膜肌层)pT1a(M)
淋巴管侵犯	Ly(-)(D2-40 染色)
水平黏膜切缘	pHM1(见烧灼变性的肿瘤组织 1 mm)
周围黏膜	慢性萎缩性胃炎
手术术式	ESD
大小	黏膜大小:3 cm×2.5 cm×0.3 cm 病灶大小:2.4 cm×1.2 cm
组织学分级	分化型
消化溃疡	无(包括活检瘢痕)
静脉侵犯	V(-)
垂直基底切缘	pVM_0
其他病理学检查发现	未发现

讨论与专家解答

　　发表者:病理报告显示有烧灼变性肿瘤组织 1 mm。病理学专家进行复片时,对水平切缘产生分歧,提出肿瘤距离水平切缘还具有一定距离。请岩下教授帮我们解读具体该如何判断水平切缘。如果水平切缘呈阳性,后续如何处理,是否需要进行全胃切除?

内镜专家土山寿志教授:由于该病变是黏膜内癌,如水平切缘有很少一部分不是特别明确,原则上没有太大问题(图8-8c)。

内镜专家八尾建史教授:即使出现复发,也是从黏膜面开始出现。只要在随访时用放大内镜仔细观察就可以发现,即使复发也可以局部切除。

发表者:深在性囊性的成分内存在异型的细胞应如何理解? 是浸润的,还是深在性胃炎本身癌变的?

病理专家岩下明德教授:日本的病理医师会将其诊断为胃黏膜的异位(图8-8b)。此处癌性腺体下面存在黏膜肌,仍是黏膜内的癌。有时这样的腺体在黏膜肌层及黏膜肌层下方存在结节状腺体,可以考虑为胃黏膜异位,而不是深在性囊性胃炎。

发表者:同时性的病变,一个为进展期癌,一个为早癌的情况,应以何种顺序处理?

内镜专家八尾建史教授:原则上,还是从早癌开始治疗,原因是希望保存脏器。

发表者:对于贲门部位的病变,操作上有什么指导意见?

内镜专家八尾建史教授:对于内镜观察时的困难部位,同样是贲门部位,小弯前后壁相对比较简单,而大弯部分最难观察。针对大弯部分进行放大时需要讲究技巧,需要从最容易接近的位置进行反转观察。针对口侧,需要顺镜观察。

内镜专家土山寿志教授:这个部位建议使用双弯曲内镜,可能会更容易接近。

会场提问:

(1) 这个病例的水平切缘有异型细胞,在水平切缘的灼伤比较严重、无法判断腺体异型性时,一般使用P53或Ki-67进行观察辅助判断,但在表达不好的时候该如何解决?

(2) 食管黏膜肌层有时会有分层的现象,有时黏膜肌层紧贴上皮,此时如果异型的上皮向下凸侵犯了浅层的黏膜肌层,病理是否可判断为侵犯黏膜肌层?

内镜专家土山寿志教授:第1个问题,我建议报告边缘不清楚、不明确时,没有必要一定做免疫组化检查,烧灼状态本身即代表不能判断。第2个问题,一般而言,在靠近胃的部分存在双层黏膜肌是常见的,不用特别标注,但是侵犯到下层的黏膜肌才能算M3,侵犯突破下层的黏膜肌是SM1,侵犯到上层黏膜肌应当算作M2。

会场提问:关于扩张的腺管,包括黏膜下扩张的腺管,岩下老师考虑为异位。一般异位的腺管还是比较规则的,能看到周围有固有膜带。这个病例中腺体的扩张比较圆,非常不规则,而且上皮有些地方的核离开了基底。这种黏膜内的癌周边的腺管,哪些考虑是癌性的,哪些可以放心地报告异位或者相对正常的腺管?

病理专家岩下明德教授:在黏膜下层出现没有细胞异型性但腺体比较奇怪的情况共有3种。一个是该病例所诊断的胃黏膜腺体异位;另一种情况是有黏膜固有层但没有黏膜肌,是由胃的黏膜下陷造成的;第三种情况是既有黏膜肌又有固有层,叫做胃黏膜的憩室。这个病例Ki-67的阳性率不足10%,不必过分紧张。

(蔡明琰　蒋冬先　土山寿志　八尾建史　岩下明德)

9 胃窦褪色调早癌1例

患者基本信息

病例9：女性，56岁，上腹不适半年来院就诊。既往史、家族史、生活史无殊。入院时查体一般情况良好，体温、心率、呼吸、血压无异常。心肺无异常。腹部平软，无压痛。实验室检查无异常发现。腹部B超检查、胸部X线片无异常。^{14}C尿素呼气试验阳性。

首次胃镜检查

白光下可见胃窦小弯侧黏膜褪色改变，中央部稍有发红（图9-1a）。近距离观察，边界比较清晰（图9-1b）。NBI模式下颜色相对较浅，不是常规看到的茶褐色表现（图9-1c～d）。对病变进行靛胭脂染色，见病变部稍有隆起形改变，胃小区出现融合，与周

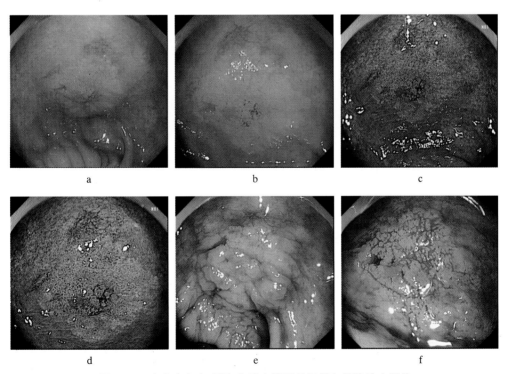

a   b   c

d   e   f

图9-1 病变在白光、NBI、色素内镜下的远景与低倍放大照片

围正常背景黏膜有较为明显的边界(图9-1e)。近距离观察靛胭脂染色后如图9-1f所示。

放大胃镜检查

局部放大可见病变中央稍发红,表面轻度高低不平,伴少量乳头状改变,微表面结构与微血管存在异常(图9-2b)。靠近病变中央的区域,微血管与微表面结构有明显异常,IP有不规则拉伸(图9-2c)。病变口侧边缘的部位可以看到下面有一些微血管结构(图9-2d)。病变靠左上的边缘部位能够看到明确的边界(图9-2e)。

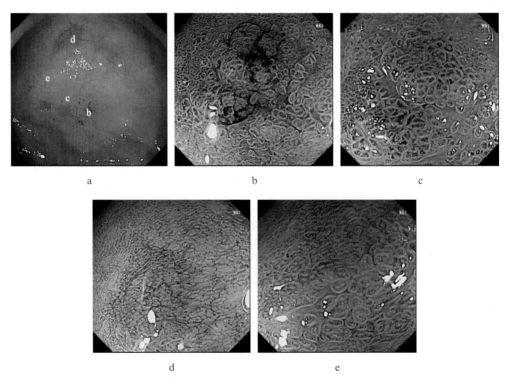

图9-2　病例9病变周围局部放大

内镜诊断及治疗方案

根据白光内镜观察,该病变疑似为未分化癌,但放大内镜检查提示为分化型癌。门诊检查活检病理提示为高级别上皮内瘤变。因此,术前诊断为黏膜内的早期分化型癌,是ESD的适应证,遂为该患者进行了ESD治疗。

病理解读

ESD标本如图9-3所示,左边是口侧。病变范围大致在黄色虚线以内,红色部分是高级别上皮内瘤变(图 9-3c)。选取其中 5 号组织条观察,根据放大和局部中倍放大的图像判断病变位于黏膜层,中间包含乳头样凸起(图 9-4)。

最终该患者的病理学诊断是高分化腺癌,垂直切缘、水平切缘、脉管均为阴性,病变大小为 28mm×13mm。

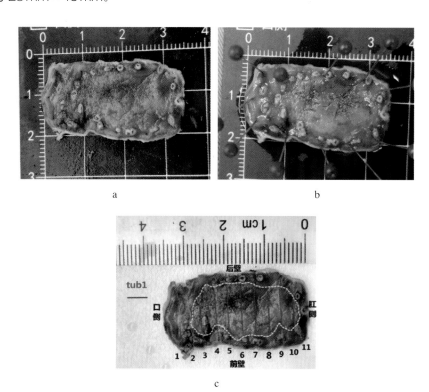

图 9-3　病例 9 ESD 标本和病理复原图

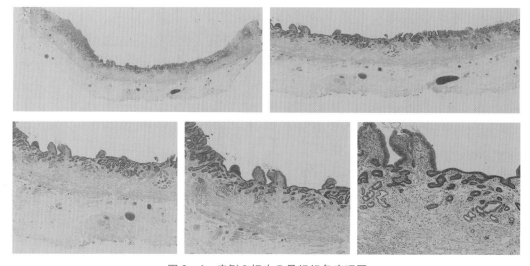

图 9-4　病例 9 标本 5 号组织条病理图

讨论与专家解答

发表者：这是一例在萎缩背景下出现的胃窦小弯侧高分化早癌。一般来说，分化型在白光下通常呈现色调发红改变，但这例病变却呈现明显的褪色改变。我们从放大内镜和白光内镜中并没有看到白色不透明物质将光线遮盖，黏膜表面还是比较干净的。这种情况下，分化型肿瘤究竟为何褪色？病变表面局部存在大量密集的 VEC 结构，术前判断为乳头状腺癌可能，但为何最终病理检查结果却并不支持？这两个问题请日本专家解读一下。

内镜专家八尾建史教授：这是个图像非常清晰的病例。首先是有关组织类型的判断，我们应该首先在未放大状态下判断大体类型，这是个隆起型病变。在 *Gastrointestinal Endoscopy* 上有一篇 2018 年发表的论文（见拓展阅读），提出推测组织学类型时最重要的一点是大体分型。简单来说，大体类型是隆起型的病变，99%都是分化型的，对于凹陷型病变，表面颜色的变化有助于组织学类型的判断。所以有关病变的组织学类型，通过大体形态可以进行大致的判断。希望大家能记住这个知识点，也希望能仔细阅读这篇文章。接下来我来解释为什么它看起来是个褪色改变（图 9-1d）。我们可以看到病变位置的小凹边缘上皮宽度增加，所以小凹边缘上皮之间存在的血管与周围的血管相比密度变低。小凹边缘上皮完全没有血流，由于宽度变大，故与周围相比，这里的血流并不丰富，我推测这就是褪色改变的一个原因。另外，关于 VEC 的问题，VEC 实际是一个圆形的小凹边缘上皮内部血管的结构（图 9-2b）。病理上看可能是乳头状结构，但从上往下看的时候应该读为圆形的小凹边缘上皮内部的血管，而不是乳头状结构，应该只是看到上边有一部分乳头状，所以内镜的表现可以看到 VEC 结构，但这个结构到底纵向是多长，内镜下是看不见的（图 9-2c）。我们看到这样的 VEC 结构可能一部分原因与乳头状结构有关，但并不是 VEC 就等于乳头状腺癌。这点在日本也会有混淆，需要注意。

发表者：如何在内镜下区分有 VEC 结构但不是乳头状腺癌的这些病变？

内镜专家八尾建史教授：VEC 并不等于乳头状腺癌。实际上，就像刚刚讲的，有的病变上面有乳头样结构，也可以表现为 VEC。VEC 一定是正圆形，其他形态不能叫 VEC，所以说我们看的时候，正圆形的结构是最重要的（图 9-2c）。

病理专家岩下明德教授：一般来说，乳头状癌往往是胃型的，但该病例的组织学特征是明显的肠型腺癌。确实像八尾教授所讲，其表面有像乳头状的形状，但下面都是管状腺癌，其在病理组织学上不能称为乳头状腺癌。另外，病理上关于"乳头状"的组织学诊断名称是非常复杂的一个术语，在日本讨论时也总有争议，但依我个人经验来看这至少不是典型的乳头状癌。过去在没有放大内镜的时候，胃型的再生性上皮往往变为乳头状模样。还有一点，病理学上诊断的乳头状癌和内镜医师看到的乳头状癌是不同的，两者并不完全等同。

内镜专家八尾建史教授:我们在描述内镜下表现的时候并不会使用"乳头状结构"这样的词。还有一点很多人都理解错了,如果不是正圆形的结构,就都不是VEC。所以我们在做内镜下描述的时候,不用"乳头状结构"这样的词,正圆形内含血管的表现可能和乳头状结构是有相关性,只是这样的一个解释。看到这样的结构就认为是乳头状结构不是特别合适,预测它是乳头状腺癌的话就更不合适了。VEC是指正圆形的血管。该病例中只有一两个VEC,其他的都不是VEC,而是弧形的小凹边缘上皮结构。就像胃窦部一样,如果出现了弧形的小凹边缘上皮的话,应该是普通的管状腺癌的结构。

会场提问:您关于胃底腺区域微血管的不规则,是针对其形态、分布、排列来看的,那您如何来定义胃窦部的不规则微血管?

内镜专家八尾建史教授:癌和非癌的鉴别在胃窦部和胃体部是一样的。

会场提问:但是胃底和胃体的区域是五边形的,胃窦部是环状的结构,应该如何区别?

内镜专家八尾建史教授:这个是正常的结构,您只能说是正常的(图9-2c)。我说的规则和不规则的前提是有没有病变,在没有病变的前提下讨论这个是没有意义的。回看这个病例,对于血管我们只是判断血管,对于表面结构只是判断表面结构。所以不要考虑血管是在上皮之间还是在上皮内,以这个为前提。我们看到这个病变的血管是不规则的襻状血管,没有一处血管的形态是一致的。所以,我们判断它是不规则的,我们再把血管划十字,可以看到排列是不均匀的。所以,我们判断其为不规则结构。对于小凹边缘上皮也是这样的。

(廖日斌　秦亚萍　八尾建史　岩下明德)

拓展阅读推荐

KANESAKA T, NAGAHAMA T, UEDO N, et al. Clinical predictors of histologic type of gastric cancer [J]. Gastrointest Endosc, 2018, 87(4): 1014 - 1022.

10 胃窦多发平坦凹陷型早期胃癌1例

患者基本信息

病例 10：女性，70 岁，因误吞枣核后咽部疼痛 1 天来院取异物，既往史、家族史、生活史无殊。无癌症家族史。入院体检正常。实验室检查无特异发现，Hp 检测阳性。

首次胃镜检查

内镜下取除异物后，再次进镜观察食管黏膜的损伤和出血情况，同时对患者进行了一次全面的胃镜检查。进镜时发现黏液较多，胃黏膜萎缩为 O‑1，大弯侧皱襞肿胀，Hp感染可能性较大，胃窦小弯可见一处黏膜表面发红的凹陷性病灶，病灶中央有部分黏膜表面微结构与周边正常黏膜相似（黄色箭头）（图 10‑1a～b）。病变小弯侧 NBI 下见黏液附着，腺管结构扩大（图 10‑1c）。病变前壁侧 NBI 下可见病灶背景呈绿色，病灶内表面腺管结构呈绒毛样（图 10‑1d），活检病理提示腺癌。

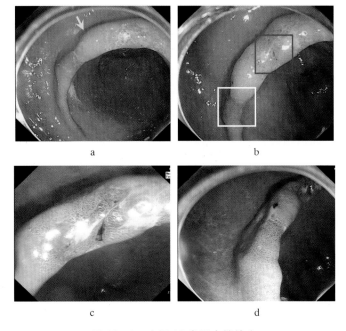

图 10‑1 病例 10 常规内镜检查
注：a～b.白光内镜；c.红框部分 NBI；d.白框部分 NBI。

放大胃镜检查

　　1周后对患者再次进行内镜精查,检查发现胃窦前壁可见一处大小约 1.5 mm×3.0 cm、表面发红的 0-Ⅱc 型病灶,边界尚清晰,可见活检后溃疡,表面覆白苔(图 10-2a)。白光近景观察可以看到黏膜发红(图 10-2b～c)。靛胭脂染色后,与背景黏膜相比,病灶处黏膜粗糙,边界不清晰(图 10-2d～f)。

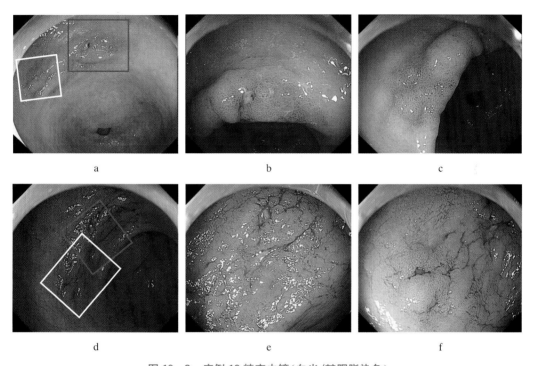

图 10-2　病例 10 精查内镜(白光/靛胭脂染色)

注:a.白光内镜;b.白光—红框放大;c.白光—白框放大;d.靛胭脂染色;e.靛胭脂—红框放大;f.靛胭脂—白框放大。

　　白光下病变发红的部分在 NBI 下呈青绿色改变(图 10-3a～b)。放大观察病变边界清晰,腺管大小不一,方向不一致,形态不规则(图 10-3c～g)。黄色箭头所指区域白光及 NBI 观察与周围黏膜同色调,表面微结构尚规则(图 10-3h～i)。图 10-3i中,

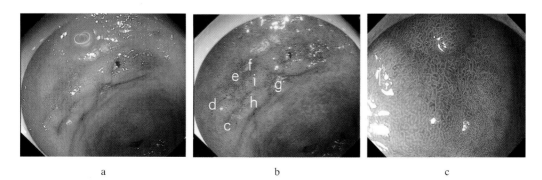

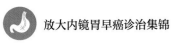

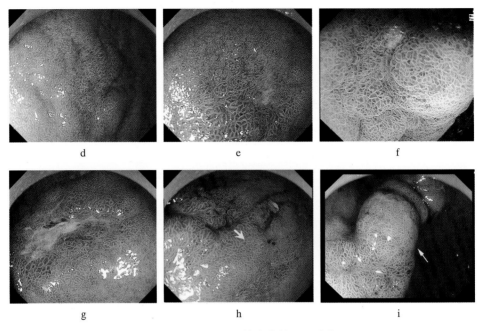

d　　　　　　　　e　　　　　　　　f

g　　　　　　　　h　　　　　　　　i

图 10-3　病例 10 精查内镜 NBI 放大
注:a.白光内镜;b. NBI 整体;c～i. NBI 各部位放大。

对黄色箭头所指部位进行醋酸喷洒后,发现了大小不一、方向不一致的腺管结构,考虑该处为肿瘤性病变(图 10-4b)。部分区域经 NBI 放大后可见表面上皮结构呈乳头状,互相堆叠,形态不规则,宽窄不一,表面微血管隐约可见、增粗扭曲(图 10-4d～e)。

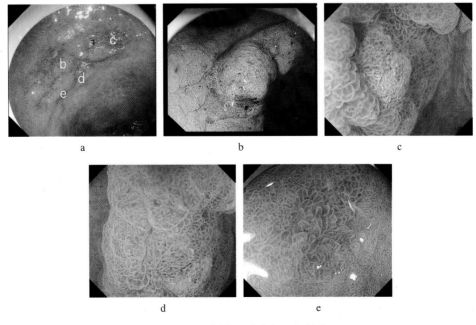

a　　　　　　　　b　　　　　　　　c

d　　　　　　　　e

图 10-4　病例 10 病变经 NBI 放大
注:a. NBI 整体;b.图 10-3 i 部位醋酸喷洒;c～e. NBI 各部位放大。

内镜诊断及治疗方案

这是一个 0-Ⅱc 型病灶,部分区发红,表面可见不规则腺管结构,局部腺管结构不清楚,另有部分疑似存在腺管融合。所以我们怀疑是分化型肿瘤,中高分化可能大。根据 NBI 放大观察,病变范围约 4.5mm×2.5cm,边界尚清楚。而在病变深度方面,病变表面无结节,无显著发红,内部无深凹陷,判断为黏膜内肿瘤。根据第 1 次内镜检查结果,病变表面糜烂无溃疡。对于分化型肿瘤,无溃疡,直径>3cm,符合 ESD 的绝对适应证,遂为该患者进行了 ESD 治疗。

ESD 标本及病理解读

ESD 术后切除标本在水下拍摄的大体图片中可见弧形病灶边缘(图 10-5 a)。

在水下对离体标本进行 NBI 放大观察,可见网格状血管,部分呈碎网状结构。结晶紫染色后表面可见大小不规则的隐窝状结构(图 10-5 b~d)。对这个部位进一步放大,我们可以看见大小不一、方向不一致的隐窝状结构(图 10-6 e~f)。病变可以看到清晰的边界和不规则腺管结构(图 10-5 g)。病变内部血管结构存在,表面可见大小不规则的隐窝状结构形成(图 10-5 h~i)。我们将 ESD 术后标本浸泡甲醛(福尔马林)后留取照片(图 10-6)。对其进行结晶紫染色后用显微镜拍照。可见明显边界,能看到不规则的腺管结构(图 10-7)。

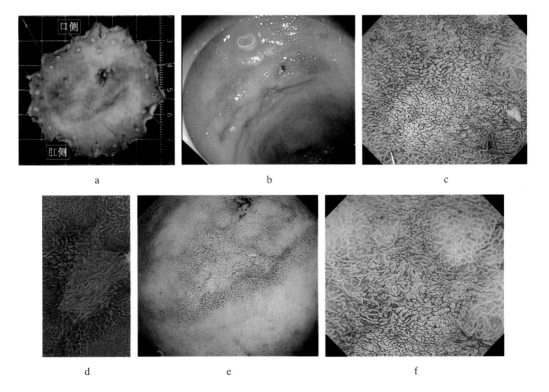

a　　　　　　　　　　b　　　　　　　　　　c

d　　　　　　　　　　e　　　　　　　　　　f

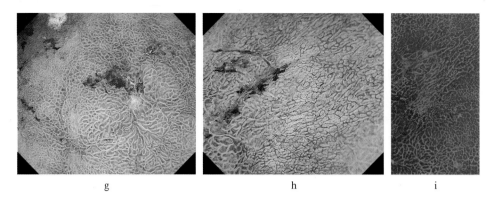

g   h   i

图 10 - 5 病例 10 术后标本水下放大

注:a.病变标本;b~d.部位 1 内镜下对应、水下放大、甲紫染色;e~f. 部位 2 水下中高倍放大,部位 3 水下放大;h~
i.部位 4 水下放大、甲紫染色。

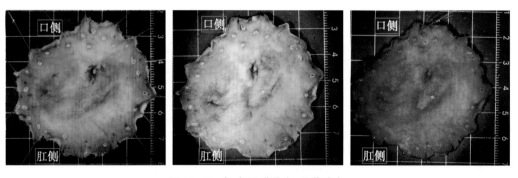

图 10 - 6 标本甲醛浸泡、甲紫染色

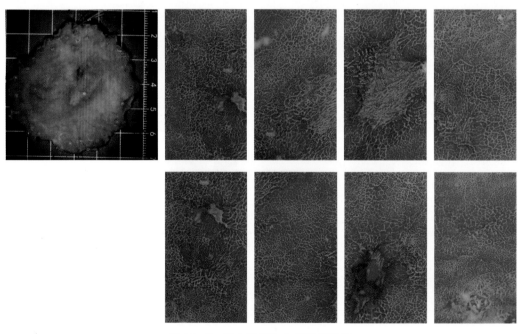

图 10 - 7 标本甲紫染色显微镜观察

对病理切片和内镜图像进行复原和对比,可以看到白光和放大的图像及结晶紫染色后标本照片的对应(图 10-8)。通过病理切片,可以看到不规则的肿瘤腺管形成不规则的分支结构,相邻腺体之间有融合,宛如"手拉手状",但细胞异型度低(图 10-9)。

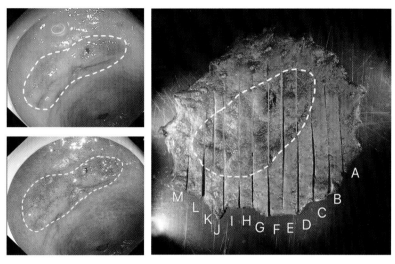

图 10-8 病例 10 病理复原图

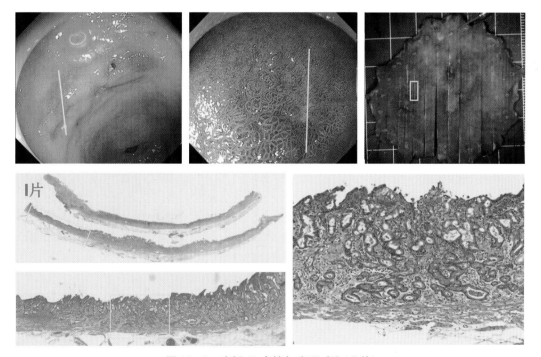

图 10-9 病例 10 内镜与病理对比(Ⅰ片)

图 10-10 的病理为病灶中央同色调的区域,表层由非肿瘤性隐窝上皮构成,不规则肿瘤腺管互相融合于黏膜中层侧向进展,夹杂少量正常组织(图 10-10)。表层由分

化良好的肿瘤上皮覆盖,有不规则的异常分支,黏膜中层可见不规则肿瘤腺管形成不规则的分支结构,互相融合,形成"WHYX"样改变,部分肿瘤腺管伸入黏膜肌层(图10-11)。免疫组化检查结果,MUC-5AC阳性,MUC-6阳性,MUC-2阴性,CD10阴性,CDX-2阳性。

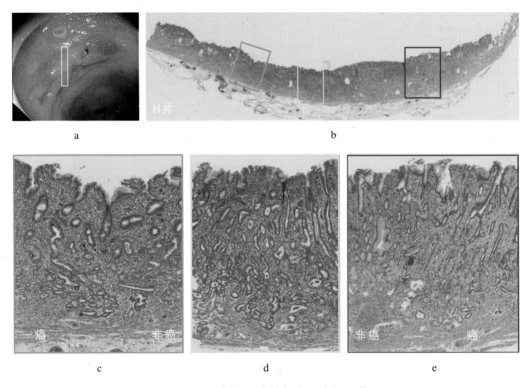

图10-10 病例10内镜与病理对比(Ⅱ片)

最终病理诊断

该病例最终病理学诊断为胃窦前壁中分化癌(tub2),脉管、淋巴管阴性(Ly0, V0),切缘阴性(水平切缘及垂直切缘均为阴性),大小为4.3cm×2.3cm,黏膜内癌,未见溃疡(编者按:在讨论部分日本病理学教授认为有消化性溃疡的存在)。

讨论与专家解答

发表者:请教八尾教授,对于中分化癌,如"牵手癌"和"爬行癌"的淋巴结转移风险的评估标准是什么? 另一个问题是从复原图中可以看到这个病灶中夹杂着正常的组织,为什么这个病灶会呈不连续生长?

内镜专家八尾建史教授:感谢您的病例和提问,关于您的问题我想应该请病理方面的教授回答。

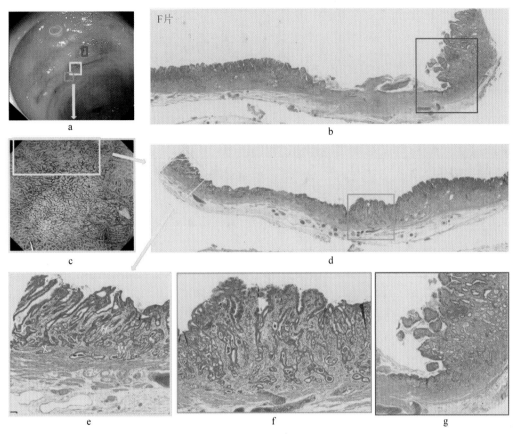

图 10‑11 病例 10 内镜与病理对比（F 片）

病理专家岩下明德教授：这个病例如果是让我诊断的话会诊断为高到中分化的腺癌，且以高分化为主。对于黏膜内癌特别是靠近黏膜肌层的部位，如果有低分化的成分存在，淋巴结转移的风险就很高。有无溃疡存在也是判断淋巴结转移风险的重要依据。对于这个病例而言，它是黏膜内癌，但在靠近黏膜肌层部位几乎看不到低分化的成分，也无溃疡瘢痕形成，所以它的淋巴结转移风险是很低的。即使是"牵手癌"，如果局限于黏膜内，淋巴结转移风险也很低，甚至没有。另外，关于您的第 2 个问题，我个人的病理观察判断是连续型病变。

发表者：我们也带了切片过来，请岩下教授诊断，我们认为 H 号切片是不连续的（图10‑10 b）。

病理专家岩下明德教授：部分位置尽管表面不是癌，但深层次已经癌变，形成了连续。表面不是癌，可能是糜烂后再生上皮形成，不存在不连续的问题。从腺体上看，尽管存在非肿瘤性上皮，但存在被肿瘤上皮取代非肿瘤上皮的情况，只是一个置换的过程。

内镜专家八尾建史教授：从临床上看，对比观察得比较详细，所以才会出现这种怀疑。很多病例的癌变区域中间存在正常黏膜，或者表面正常，而深部是连续的癌，这样的表现并不特殊。癌细胞生成后并非破坏全部腺管,也有过更大范围正常黏膜残留的情况。另外,正如岩下教授所说,当癌症伴随着糜烂或炎症的症状出现,正常的上皮结构修复速度远比癌快,所以在糜烂生成的过程中,也会出现非肿瘤上皮的覆盖。

会场提问:刚才提到了溃疡的问题,我曾经有一例组织学分型为混合性的早癌病例,病变位于黏膜内。外院首诊时为 0-Ⅱb 型的病变,并进行了病理学活检。1 个月后患者转诊至我院,发现病变处出现了溃疡性的改变,内镜下考虑可能是取活检的时候导致的。最终病理评估时观察到溃疡部分黏膜层是缺失的,免疫组化检查中没有在溃疡面上看到肿瘤成分。我们应该如何判断溃疡究竟是癌性溃疡,还是活检溃疡?如果是活检造成的溃疡,对术前和术后诊断的意义有多大?

病理专家岩下明德教授:消化性溃疡愈合后的瘢痕与活检引起的瘢痕在病理上是可以鉴别的(图 10-11b)。组织学上,消化性溃疡引起的瘢痕在黏膜下层有非常广泛的纤维化,纤维组织增生在组织学上会如同山脉一般。而活检引起的溃疡瘢痕样表现往往比较小,较为圆滑且局限。就这个病例而言,如果把它当活检溃疡瘢痕的话,范围过大,加之黏膜下层有较大的纤维化,应该考虑为消化性溃疡。

会场提问:请问消化性溃疡与癌性溃疡相比,对提示肿瘤恶性程度的意义是否更小?

病理专家岩下明德教授:对于这个问题我没有进行过详细的比较,但从逻辑上说,癌性溃疡可能更容易转移。在早癌中若有消化性溃疡则需要描述。虽然是黏膜内癌,若合并有溃疡瘢痕,这个癌的本质就有可能是黏膜下癌。因此,需要让临床知道有淋巴结转移的可能性。

发表者:岩下教授刚才说这是溃疡形成,如果病理学评估有消化性溃疡存在的话,大于 3 cm 合并溃疡的病变是否超出适应证范围了?

内镜专家八尾建史教授:严格来说,确实是超出适应证了。按照日本新版的指南,这也是在适应证以外了。还有一个需要注意的点,您刚才使用了"融合"这个词(图 10-3e),"融合"这个词我们是做形态学研究时使用的。"融合"这个词如何理解?即原来是两样东西,粘到一起了就叫融合。您的病理图片中,到底是两个连在一起变成这样,还是原来就长这样,恐怕无从回溯。所以做形态学研究时,使用的词是要描述现在的状态,而不是动态的改变。我们并不知道现在看到的图像原来是什么样。因此,在形态学上用"融合"这个词并不恰当。为了避免使用这样的词,我们会使用"小凹边缘上皮是弧形"或者"不规则的弧形"这样的表述。我们可以说在隐窝边缘上皮内部看到不规则的血管,和其他小凹相比,它的窝间部变宽。想必您用"融合"这个词也是想表达这个现象。我们在做形态学表述时不要使用过多的词,而是需要使用标准的词。这样会减少大家的误解。

(陆宏娜　甘咏莉　八尾建史　岩下明德)

11 胃幽门腺型腺瘤 1 例

患者基本信息

病例 11：女性，43 岁，因"发现胃肿物 1 周"就诊。外院胃镜检查提示"胃巨大黏膜下肿物，考虑间质瘤可能"，至我院门诊行超声内镜(endoscopic ultrasound, EUS)检查。我院超声内镜检查提示隆起病灶起源于管壁黏膜及黏膜肌层，呈不均质稍高回声光团(图 11‑1)，内部见囊管状低回声区，切面大小为 69.7 mm×38.4 mm。诊断胃黏膜层肿物，收治入院。入院体格检查无明显异常，其中呼气试验提示 Hp 感染，胃蛋白酶原Ⅱ明显升高。

全腹增强 CT 检查提示在胃底与胃体上部胃壁增厚，可见类圆形软组织密度影，大小约 7.3 cm×4.6 cm×4.0 cm，增强扫描呈中度均匀强化，中间可见不规则不强化区，考虑为偏恶性肿瘤性病变(图 11‑2)。

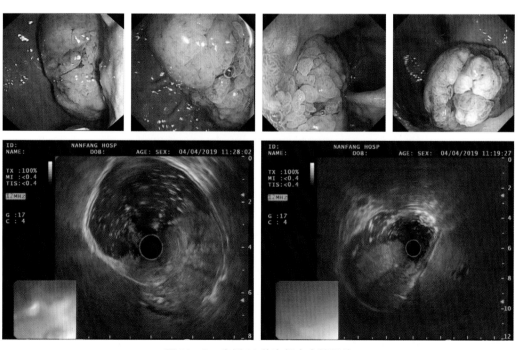

图 11‑1　病例 11 首次超声内镜门诊

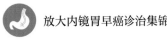

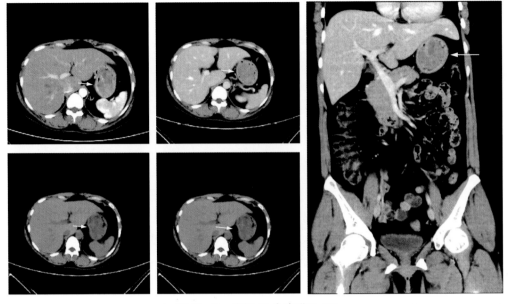

图 11-2 病例 11 全腹增强 CT

放大胃镜检查

入院后胃镜检查显示：胃底体黏膜轻度充血，胃体下部观察不到清晰的、规则排列的集合小静脉；胃黏膜没有明显的萎缩改变。胃体上部前壁可见一巨大的 0-Ⅰs 型病变（图 11-3）。

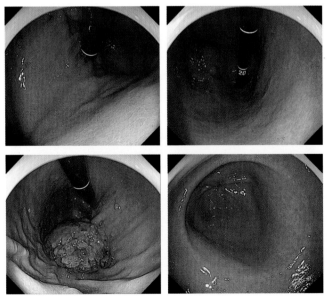

图 11-3 病例 11 白光内镜远景观察

注：胃底体黏膜充血，无明显萎缩，RAC(-)，胃体上部前壁可见一巨大 0-Ⅰs 型病变。

对隆起性病变进一步观察。病变口侧胃底区域隆起较光滑,呈现穹顶状改变,类似黏膜下肿物;病变肛侧胃体中部区域,隆起肿物呈颗粒状或指状改变;同时,病变基底部胃底前壁侧的黏膜稍有粗糙(图 11 - 4)。喷洒靛胭脂后,病变大体形态突显得更为清晰。病变基底部胃底前壁区域黏膜粗糙,成细颗粒样,大小不一,向侧方浸润蔓延(图 11 - 5)。

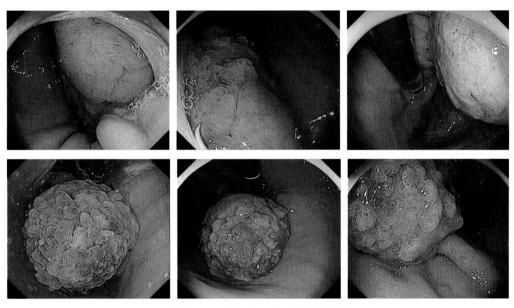

图 11 - 4　病例 11 白光内镜近景观察

注:胃体上部前壁 0 - Ⅰ s 病变约 7 cm×5 cm×4 cm,表面充血发红,口侧呈穹顶状,肛侧呈颗粒状或指状,表面可见增粗拉长血管,病变前壁侧见Ⅱ b 区域。

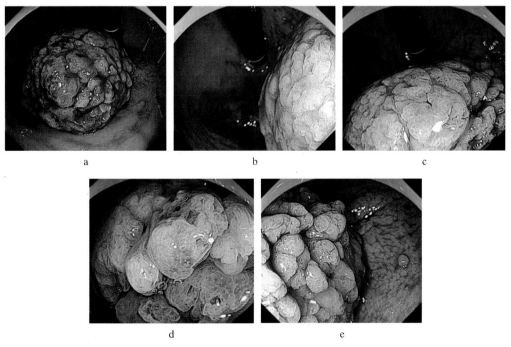

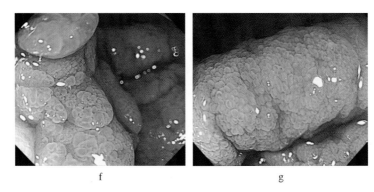

f   g

图 11 - 5　病例 11 靛胭脂染色观察

注:a.口侧见穹顶状改变,肛侧见指状结构;MCE 拉长融合、宽大;基底
旁平坦隆起区域呈细颗粒样,大小不一,向侧方生长(红色箭头区域)。

放大胃镜检查

　　病变口侧(黄色区域)见穹顶状改变,对该区域进行放大观察(图 11 - 6 a～b)。可见 MCE 明显拉长,部分区域可见 MCE 融合扭曲,呈"祥云状",微血管明显增粗拉长(图 11 - 6 c～d)。胃体中上部见小结节状的隆起,局部可见指状结构。对该区域进行放大观察,可见结节状隆起透亮饱满,表面平滑,微表面结构不清晰,MCE 拉长、融合,IP 间区明显增宽,微血管有增粗、扩张,大部分区域微表面和微血管结构异型性较低(图 11 - 6 e～f)。

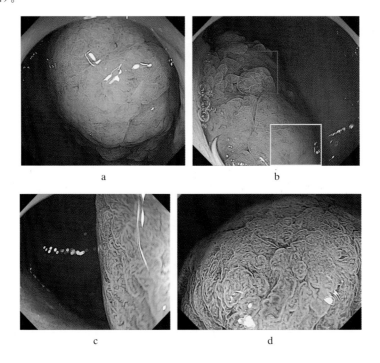

a   b

c   d

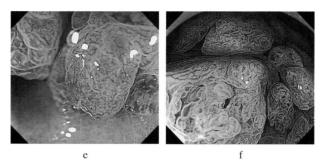

图 11 - 6 病变放大观察(一)

　　病变肛侧充血明显,呈指状结构。对该区域进行放大观察,见微表面结构和微血管结构密集,微表面结构不规整即不规则的微结构表型(irregular microsurface pattern, IMSP);亦见微血管增粗、扭曲(图 11 - 7 a～c)。按照 VS 分型,该区域 IMVP(＋)、IMSP(＋)。前壁侧见粗糙的浅表隆起区域,呈 0-Ⅱb 改变。对该区域进行放大观察,浅表隆起病变呈颗粒状的改变,高低不一、大小不一,与周围正常胃底腺黏膜的边界线清晰(图 11 - 7 d～g)。

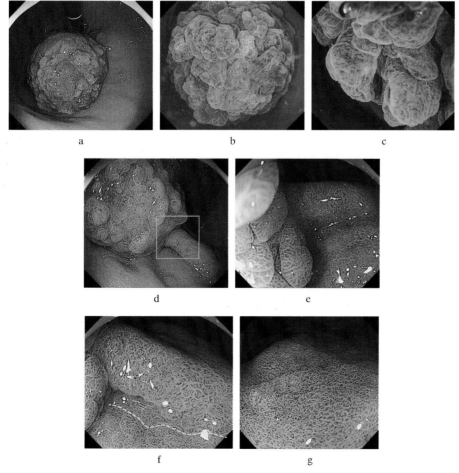

图 11 - 7 病变放大观察(二)

内镜诊断及治疗方案

综合内镜下病变特点,该病变位于胃体上部前壁,大小为 70 mm × 50 mm × 40 mm,大体呈 0‐Ⅰs+Ⅱa 型,发红为主,表面呈穹顶状、颗粒样、指状且表面可见"开口"。超声内镜检查提示该病变是位于黏膜及黏膜肌层的不均质稍高回声光团,内部可见无血流信号的囊管状结构,黏膜下层向胃腔内部牵拉但基本清晰完整。因此,术前诊断为局限于黏膜层的胃腺瘤或胃腺癌。根据指南,该病变符合 ESD 治疗适应证。

通过牙线牵引,最终将病变完整地整块剥离下来,但因标本过大,且病变表面呈结节状、指状隆起的部分质地软,牵拉时容易被圈套器勒碎,标本取出过程中在经贲门和食管入口时局部断裂,故而术后无法进行精准病理复原。所幸病变底部和黏膜肌层相对完整,可比对分析大部分区域(图 11‐8)。

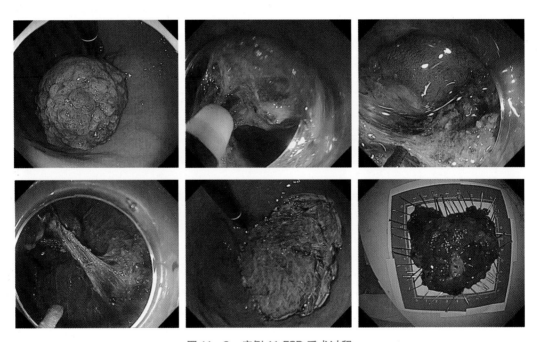

图 11‐8 病例 11 ESD 手术过程

病理解读

病理切片可见肿瘤组织的区域形成幽门腺样密集分布的管状腺体结构,形态不规则、大小不一,部分区域可见囊性改变(图 11‐9a)。放大后所见细胞的异型性不明显,细胞形态类似幽门腺细胞,细胞呈现矮柱状或立方形,核卵圆形,位于基底侧,核仁明显,胞质黏液丰富,呈毛玻璃样改变(图 11‐9b)。

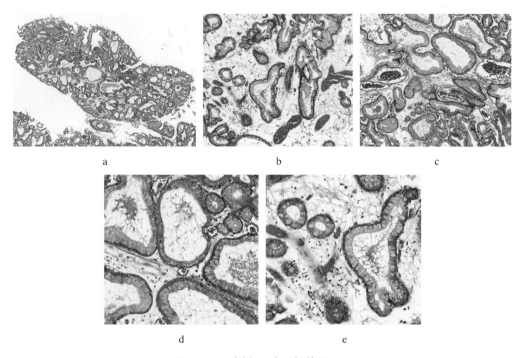

图 11 - 9　病例 11 病理切片图（一）

注：a.病变整体病理切片；b～c. 6 倍放大；d～e. 20 倍放大细胞异型性不明显，类似于幽门腺细胞，细胞呈矮柱状，核卵圆形，位于基底侧，核仁明显，胞质黏液丰富，呈毛玻璃样改变，缺乏顶端黏液帽结构。

　　对于病变的中央发红区域，在结构上出现了拉长的复杂分支结构体，轮廓不再是类圆形或者椭圆形；细胞学上核质比增高，核呈卵圆形，核仁明显，胞质嗜酸性，黏液缺乏。这个区域呈现出高级别上皮内瘤变（图 11 - 10 a～b）。

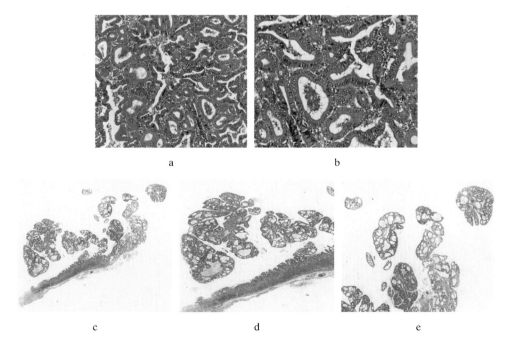

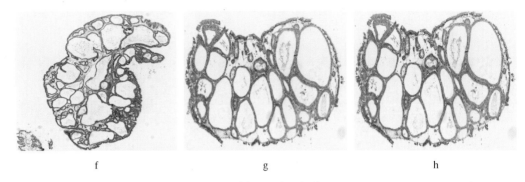

f g h

图 11 - 10　病例 11 病理切片图（二）

注：a～b. 病变中央 20 倍放大；c～h. 大结节处病理。

对于在大结节的区域，可见大小不等的囊管状腺体，可能与内镜下明显隆起的结节相对应（图 11 - 10 c～h）。免疫组化检查显示 MUC - 6 为阳性，MUC - 2 和 CD10 为阴性，P53 为弱阳性，PAS 为阳性，且可见松散分布的黏液，Ki - 67 部分区为阳性。CDX2 大部区为阴性，很小的区域表达阳性（图 11 - 11）。理论上来说，幽门腺型腺瘤属于胃型的腺瘤（CDX2 阴性）。在这样的病变上为什么会出现一些 CDX2 阳性的区域？是否是因为该病变的性质不是单纯的幽门腺腺瘤？该问题会在下文由岩下教授和太田教授解答。

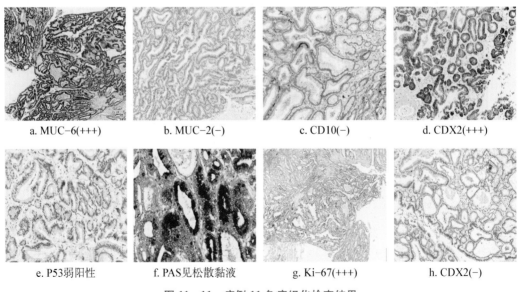

a. MUC-6(+++)　　b. MUC-2(-)　　c. CD10(-)　　d. CDX2(+++)

e. P53弱阳性　　f. PAS见松散黏液　　g. Ki-67(+++)　　h. CDX2(-)

图 11 - 11　病例 11 免疫组化检查结果

综上所述，结合肿瘤组织形态及免疫组化检查结果，诊断该病变为幽门腺型腺瘤，局部伴有高级别上皮内瘤变。

内镜与病理的对比

对比内镜和病理,在病变肛侧明显发红的区域,对应的切片上可见管状及绒毛状的结构聚集成团,间质血供丰富(图 11 - 12 a);在胃体中部隆起比较平滑的小结节区域可见管状隆起、囊状扩张腺体,表面可见小凹上皮的深度非常浅。因此,我们在放大内镜下看到的结节表面较平滑,且 MCE 观察欠清晰(图 11 - 12 b)。

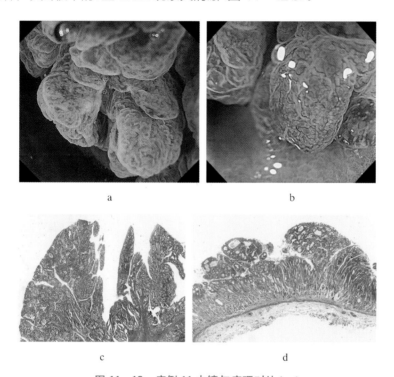

图 11 - 12　病例 11 内镜与病理对比(一)

前壁 0 - Ⅱa 区域可见明显的双层结构,上层是肿瘤性的组织,下方可见正常的残存的胃体腺结构(图 11 - 13)。高倍镜下观察可以看到表面的肿瘤性腺体,下方有残存的胃体腺小凹上皮和胃体腺的固有腺(图 11 - 14 a~b)。在放大内镜下,粗糙的浅表隆起区域可以看到大小不等、高低不一的颗粒状结构;对应的,我们在组织病理学切片上也可看到该区域隆起的、高低不一的类似小乳头状的结构(图 11 - 14 c~d)。

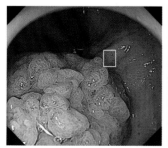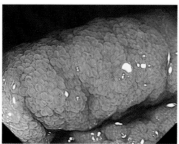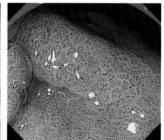

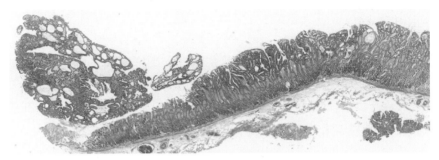

图 11-13 病例 11 内镜与病理对比图(二)

注:Ⅱa 区域可见分层结构分布,肿瘤细胞位于黏膜层,呈置换式增殖。

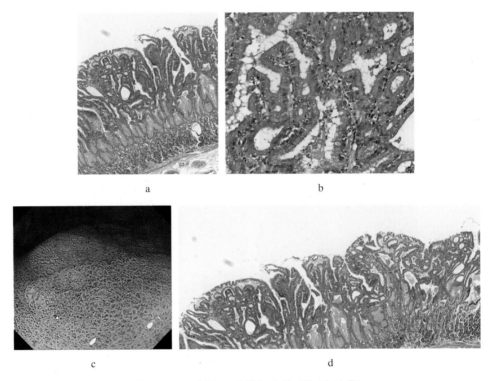

a

b

c

d

图 11-14 病例 11 内镜与病理对比(小结节)

注:a~b. 低倍放大,可见分层结构分布,肿瘤细胞位于黏膜层,呈置换式增殖;HE(×3.7,×20,0-Ⅱa 区域);管状结构不规则,肿瘤细胞异型性明显,细胞呈矮柱状,泡状核,核仁明显,胞质黏液缺乏,呈嗜酸性改变;c~d. 小结节表面。

病例总结

　　根据这个病变特点,结合文献进行总结。1990 年,由 Borchard 教授等提出幽门腺型腺瘤这个概念,该病变多见于老年女性,有自身免疫性胃炎或家族性腺瘤性息肉的患者发病率较高。大多发生在胃底和胃体区域,也可以发生于消化道的各个部位,包括胆囊、胰腺等。与胃黏膜异位或假幽门腺化生相关,内镜下常表现为颗粒状隆起或穹顶状;组织学上,由紧密堆积的幽门腺样立方状或矮柱状上皮组成,胞质黏液缺乏,呈嗜酸性毛玻璃样改变,胞核圆,核仁不明显。免疫组化通常表达 MUC‑6,部分可共表达 MUC‑5,大部分文献报道幽门腺型腺瘤一般不表达 CDX2,但在 2019 年出版的第 5 版《WHO 肿瘤分类消化系统肿瘤》幽门腺型腺瘤的内容章节中提到幽门腺型腺瘤可出现 CDX2 阳性的表达。在这个病变中小部分组织 CDX2 阳性。国外研究报道胃蛋白酶原 A(PGA)的恶变率相对比较高,大概在 30%左右,属于一种癌前病变。

讨论与专家解答

发表者:首先想请教八尾教授,对于幽门腺型腺瘤或者胃腺瘤,是否同样可以应用 VS 的诊断体系来诊断? 还想请教岩下教授一个问题,对于这个病变,我们做出幽门腺型腺瘤的诊断是否恰当和正确? 我们在局部区域看到一些 CDX2 阳性的表达,该如何解释? 是不是表示在病变进展过程中有一个从胃型向肠型的转化?

内镜专家八尾建史教授:岩下教授对于发生率的问题怎么看? 是真的发病率极低,还是长期被忽略?

病理专家岩下明德教授:如果是像本病例所展示的,是幽门腺型腺瘤的话,无论是在日本,还是在中国,都应该是非常少见的病例。我认为这个病变大部分是超高分化型的腺癌,一部分是幽门腺型腺瘤。我个人经历了 1 例幽门腺型腺瘤部分癌变的病例,那个病例大部分是幽门腺型腺瘤,而这个病例的大部分是高分化腺癌、超高分化腺癌,只有少部分是幽门腺型腺瘤,我是第一次见到。

内镜专家八尾建史教授:因为这是个非常罕见的、难得的病例,所以我们把组织学图像拿出来让岩下教授看一下(把幻灯里的病理图片放出来)。

病理专家岩下明德教授:这张图片里大部分都是癌(图 11‑9 a)。这张图像也像您刚才说的幽门腺型腺瘤,胞质特别透明、发白(图 11‑9 b～c)。再看下一张图像(图 11‑10 a～b),这两张图像呈现的就完全是癌细胞。一般来说,幽门腺型腺瘤癌变这样的癌,是胃型的腺癌,但确实这个癌 MUC‑6 是阳性的,体现的是胃型肿瘤。但是我们看它的胞质,是一种肠型细胞的胞质。刚才在汇报中提到 CDX2 是阳性的,也就是说在大部分是幽门腺型腺瘤的基础上胃型的癌,会有 CDX2 阳性或者肠型的存在。到目前为止,我对于这种幽门腺型腺瘤或肿瘤,并没有用 CDX2 这种免疫表型做标记。因为你做了一个 CDX2 阳性,就提示它是混合型的。所以,这个病例就更有意义了。一般来说,幽门腺细胞分化的肿瘤 MUC‑6 常常是阳性的,一般认为 MUC‑6 阳性是胃型的。这个病例可能是世界上第 1 例 CDX2 阳性的幽门腺分化的肿瘤,我没有见到过这样的病例。另外,P53 的表达和 Ki‑67 的染色模式都提示它是癌(图 11‑11)。

发表者:这个病变其实大部分区域 CDX2 是阴性的,部分区域是阳性的。

病理专家岩下明德教授:图 11‑11 中有一个明确的阳性。这个病例还有一个特别有意思的地方,我们注意一下,图 11‑14 a 底下那部分是胃底腺的黏膜,而上面是小凹上皮，我们知道在这个腺颈部区域，是正常黏膜细胞的增殖细胞存在的区域，如印戒细胞癌、低分化癌往往是从这儿开始起源的；从这张图（图 11 - 14）可以看出这个肿瘤是从小凹上皮开始起源的肿瘤，这种肿瘤起源的模式最近也有不断的新发现。从各个方面来看——从它的 HE 发生学、免疫表型，再加上它大部分都是腺癌而只有一部分幽门腺型腺癌，可以说它是个非常罕见的、非常珍贵的病例，也是个非常好的病例。

内镜专家八尾建史教授：这是一个让岩下教授来进行点评的病例。那 VS 分型到底适不适合这样的病例，我们重新看下内镜的图片。虽然我没有见过幽门腺型腺瘤，但是在白光下看，并不能很确切地判断有恶性的可能。还是来看刚才 NBI 的图片（图 11 - 6 d～f），我们可以看到，和幽门腺型腺瘤比较起来，该病变不管是表面微结构还是血管的异型性都比较强，它有一部分异型性强存在的表面形态，有一部分是没什么异型性，是混杂的。那么和病理对照起来的话，我们可以看到它没有一个很明显的边界，它整体都是这样不规则的。所以和病理整体都是癌的诊断好像还是相符的。

左边的这张图片（图 11 - 6 g）不好评价，但是右边的这张图片（图 11 - 6 h），指的这个小结节，包括这个大结节，它的血管和胃小凹的边缘上皮的不规则性都是很强的。我们经常看到幽门腺型腺瘤的表面结构非常类似于胃窦部的表面结构：图中所示与胃窦的表面结构和血管比较起来，是完全不同的表现，它是不规则的血管和表面结构。

像这个部位（图 11 - 7 f）的血管不好评价，但是它小凹边缘上皮形态的弧度也是不规则的。这样的话，套用 VS 分型是可以做出诊断的，但是如果事先不知道存在这样病变，可能会很困难。这个地方（图 11 - 7 e 黄框）的表现和普通的幽门腺型腺瘤的表面结构比较类似，但是如果从右边这张图来看（图 11 - 7 f），根据 VS 分型，它其实是存在不规则表面结构和不规则微血管的；同时，DL 是阳性的，所以是符合的。

内镜专家土山寿志：我曾写过 PGA 的文章，包括胃和十二指肠。这张图（图 11 - 6 g）非常类似于 PGA 的表现，由于它的内部囊性变化是非常明显的，所以从下面的囊性病变膨胀起来，血管扩张是非常明显的。另外，就是同样的 MCE 是变宽的。这是非常显著的表现。所以，在 PGA 中微血管和微表面结构看起来有一些不规则，但是仔细观察时，每一根血管粗细均匀，同时虽然 MEC 宽度增加了，但是整体给人的感觉是规整的，但是这个病变右边的这张图（图 11 - 6 h）我们可以看到，是一个很明显的表面结构和表面血管的不规则，根据 VS 分型，对于这张图，我们诊断癌的信心是非常高的。

（罗晓蓓　陈振煜　八尾建史　岩下明德　土山寿志）

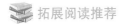 拓展阅读推荐

NAKAJO K，OONO Y，KUWATA T. Case of pyloric gland adenoma accompanied by a component of foveolar epithelial-type adenoma within the lesion［J］. Digestive Endoscopy，2018,30:673‑673.

　　YAMAMOTO M，NISHIDA T，NAKAMATSU D，et al. Endoscopic findings of inverted pyloric gland adenoma resected by endoscopic submucosal dissection ［EB/OL］. (2018‑12‑24)［2021‑5‑30］. https:∥www.jgld.ro/jgld/index.php/jgld/article/view/4.

12 胃窦平坦凹陷型早期胃癌 1 例

病例 12：男性，46 岁，因"胸部烧灼感 20 余天"来我院就诊，外院胃镜检查活检病理提示局灶高级别上皮内瘤变，既往史、个人史、家族史及查体无殊，影像学检查等无明显异常。

普通胃镜检查

首先针对背景黏膜进行观察，胃窦和胃角区域出现萎缩，黏膜层出现斑驳状红斑，胃体黏膜光滑，无浑浊黏液，放大观察可见表面隐凹开口呈针孔样改变（图 12 - 1）。

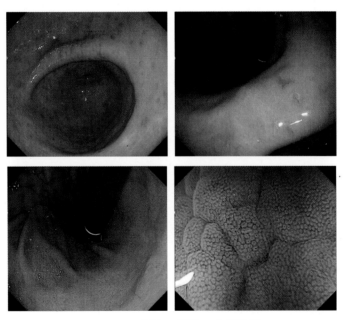

图 12 - 1 病例 12 胃镜下背景黏膜

结合 Hp 感染的内镜经典表现，包括弥漫性发红、皱襞肿大、有白色浑浊黏液等，当 Hp 存活时，一定存在于胃底腺黏膜的隐窝处，而隐窝开口部位是最容易感染，也是感染最密集的部位，放大内镜观察的诊断正确率达 91%。根据文献报道除菌后 55% 的患者出现了斑驳状红斑，白光下表现为多发的平坦或轻微凹陷的发红病变。胃底腺放大观察发现隐窝开口呈针孔样改变。根据以上的材料，结合患者的病史，考虑这是一个 Hp

根除后的萎缩肠化的胃炎。

　　在白光内镜下,远景观察胃窦小弯侧近幽门处发红凹陷,近景观察见胃窦小弯一浅凹陷发红区域,前壁较平坦,后壁轻微隆起,颜色稍发白,中央凹陷发红(图 12 - 2)。NBI 下该病变凹陷部位呈茶褐色改变,边缘部分特别是后壁隆起部位无茶色改变,色调略微发白(图 12 - 3)。

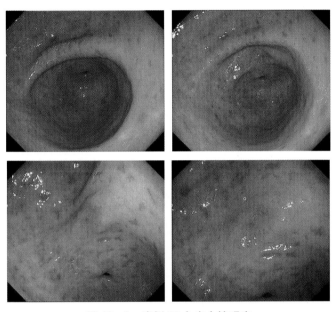

图 12 - 2　病例 12 白光内镜观察

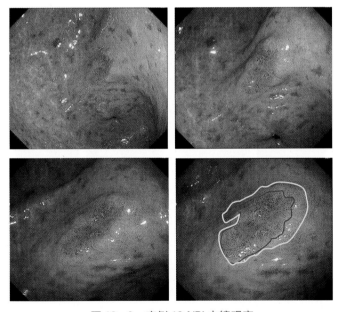

图 12 - 3　病例 12 NBI 内镜观察

放大胃镜检查

　　进一步放大观察，病变前壁在放大下边界清晰，可见网格状血管，形态排列略有些不规则，白区不鲜明化，MCE 的形态、大小、方向不规则（图 12-4 b~c）。

　　对病变肛侧进行观察，见边界清晰，表面和中间的 MCE 形态、大小、排列不规则（图 12-4 d~e）。对后壁隆起的部位进行观察，中间为凹陷区域，发现后壁稍隆起的部位边缘 MCE 相对规则，IP 略增宽。进一步观察凹陷部位，中央的 MCE 排列形态相对规则（图 12-4 f~g）。

　　对口侧部位进行放大观察，边界清晰，可见不规则的表面微结构和表面微血管（图 12-4 h~i）。对病灶中央进行观察，可见中央 MCE 形态比较规则，大小不一，局灶方向紊乱（图 12-4 j~k）。对病灶进行靛胭脂染色，病变凹陷区域呈不着色区域，前壁部分边界明显，后壁部分分界线欠清晰（图 12-5）。

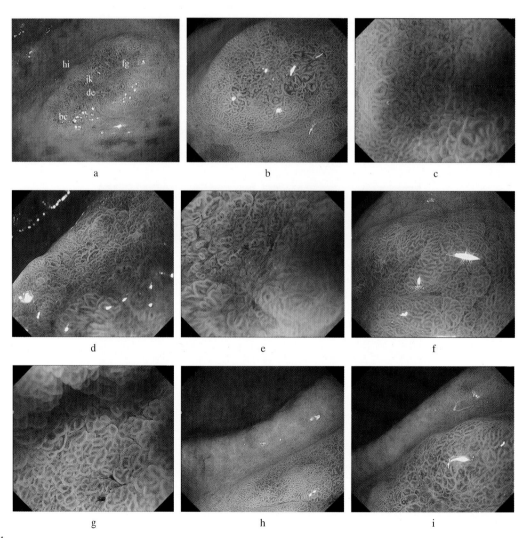

a

b

c

d

e

f

g

h

i

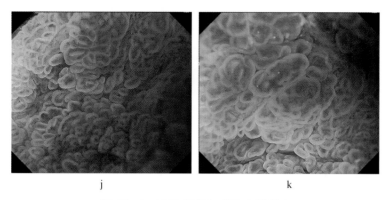

j　　　　　　　　　　k

图 12-4　病例 12 ME-NBI 内镜观察

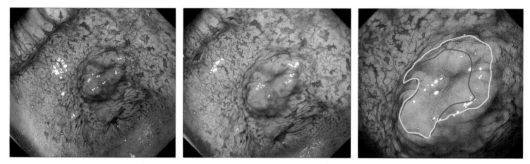

图 12-5　病例 12 靛胭脂染色内镜观察

内镜诊断及治疗方案

　　该病变是萎缩肠化胃炎除菌后改变,病变位于胃窦小弯,白光下诊断为 0-Ⅱc 型发红改变,NBI 下表现为茶褐色改变。

　　病变的部分边界不清晰,可见不规则的表面微结构,中央白区小型化,局灶可见形态规则的绿色上皮和中央规则的乳头状结构,病变后壁边缘上皮 IP 增宽,白区增宽排列不规则。病灶中央病变局部微血管结构扭曲、扩张不规则;病灶的后壁边界不清晰。靛胭脂染色后病灶部分边界不清晰。通过吸气、注气发现病灶柔软。

　　术前诊断为黏膜内 0-Ⅱc 型高分化腺癌。根据早期胃癌内镜下规范化切除的专家共识意见,符合 ESD 绝对适应证(图 12-6)。标本大小为 38 mm×32 mm。

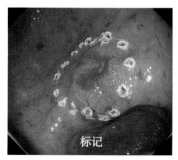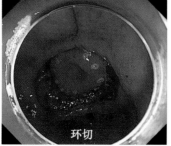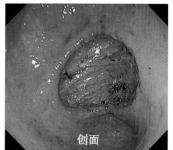

标记　　　　　　　　　　环切　　　　　　　　　　创面

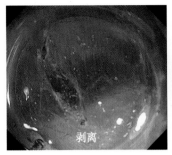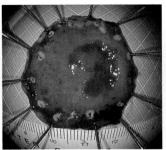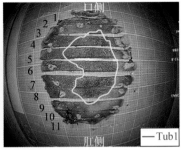

图 12‑6　病例 12 ESD 手术过程与病理复原图

病理解读

该病变病理学诊断为高分化黏膜内癌,其余组织为慢性萎缩性胃炎伴肠化,水平及垂直切缘阴性,无脉管及淋巴管浸润。免疫组化检查结果提示 MUC‑5AC 和 MUC‑6 为阴性,CDX2 和 CD10 阳性,Ki‑67 主要局限于上皮中下层。考虑是一个肠型的胃癌(图 12‑7)。

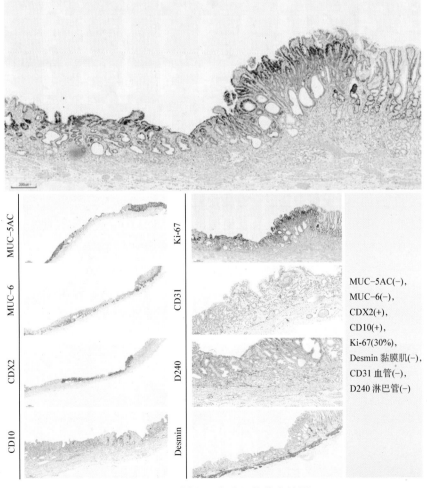

图 12‑7　病例 12 免疫组化检查结果

制作内镜复原图,选取5号标本进行观察。低倍镜下见中央的深染区域,放大后隆起部位可见血管结构异型,表面有非肿瘤上皮覆盖,与肿瘤部分上皮混杂呈典型马赛克现象。说明隆起部分也处于病变范围,进一步放大观察可见相同改变。对边界清晰的前壁进行观察,与病理对照发现肿瘤和非肿瘤的边界非常清晰,病灶中央可见乳头状结构,表面MCE相对比较规则,覆盖非肿瘤上皮。

　　通过Ki-67及病理的对照发现一些完全性肠化细胞。Ki-67表面上皮有些为阳性。这种典型混杂的改变是典型的马赛克现象(图12-8)。

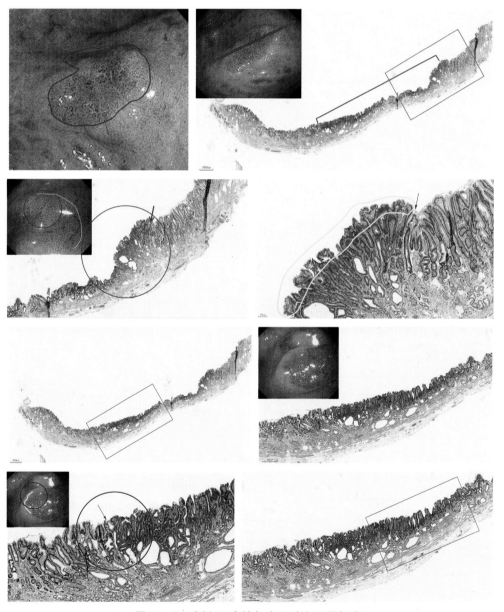

图12-8　病例12内镜与病理对比(5号标本)

再选取 7 号标本,前壁侧肿瘤和非肿瘤边界非常清晰,与内镜下改变相符(图 12-9、图 12-10)。病变局限于黏膜中上层,深部存在非肿瘤腺管的伸长。后壁侧肿瘤与非肿瘤的边界不是特别清晰,病变表面存在低异型性上皮,深部有些囊性扩张,推测这可能是后壁出现轻微隆起改变的原因。

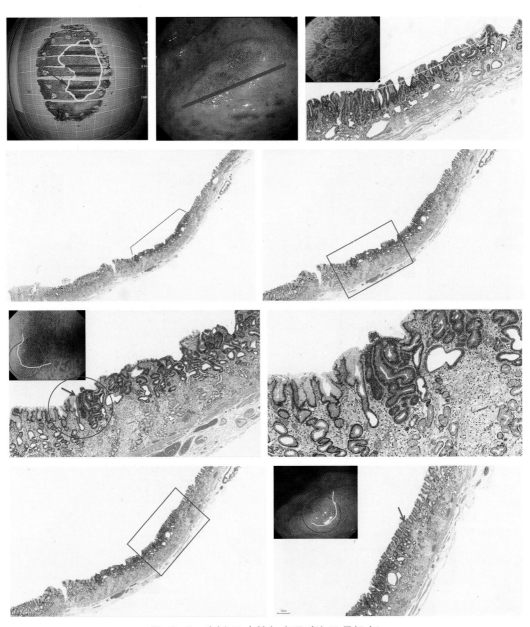

图 12-9 病例 12 内镜与病理对比(7 号标本)

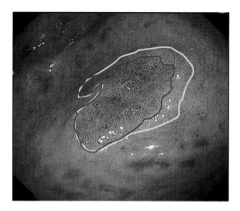

图 12‑10　病例 12 病变范围（黄线部分）

最终病理学诊断及小结

病理学诊断为胃窦小弯高分化黏膜内癌，0‑Ⅱc 型，肿瘤大小为 16 mm×11 mm，未见溃疡，水平及垂直切缘均为阴性，无脉管及淋巴管浸润［tub1，pT1a(M)，Ly0，V0，UL(－)，HM(－)，VM(－)，0‑Ⅱc，16 mm×11 mm］。

我们根据早期胃癌内镜下规范化切除的专家共识意见进行了严格的随访。

结合文献复习对该病例进行总结。除菌后的胃早癌形态上主要以 0‑Ⅱc 居多，直径都相对较小，都小于 2 cm，以发红为主，大约 44% 的胃早癌在除菌后大体形态变得扁平化、浅凹陷，50% 的隆起型胃早癌和腺瘤在根除 Hp 1 个月后变得平坦，推测根除 Hp 可能直接抑制胃肿瘤向上的扩张生长。

病理学特点几乎全部为分化型腺癌，主要为管状和乳头状，表层被非肿瘤上皮覆盖，存在上皮下进展的情况。它的表层肿瘤上皮与非肿瘤上皮的混杂呈现出马赛克现象，黏膜深部有非肿瘤腺管伸长现象，癌巢周围的胃黏膜以萎缩、肠化改变为主，Ki‑67 的阳性细胞主要位于黏膜上皮的中下层。

研究表明，44% 的胃早癌除菌后会出现胃炎样改变。其特点是白区鲜明化，有规整的乳头状或管状上皮分布，有规则或者模糊的微血管结构，与周围非肿瘤黏膜边界不清。本病例除菌后，NBI 下可见不规则的表面微结构，局灶可见形态规则的组织样乳头状结构，病变边缘 IP 增宽，局部的微血管不规则。病变的边界一侧清晰，一侧不清晰。文献报告典型的胃炎样改变主要与肿瘤表面的组织学分化有关，这种表面成熟的胃炎样改变的组织学和微结构的变化至少需要在 Hp 根除 6 个月后才完全展现。一项前瞻性的研究表明在除菌后 2 个月以内，大约有 43% 的肿瘤表面呈现不规则的乳头状结构、白区不鲜明化以及不规则的微血管。因此，我们推测这个患者 NBI 下的所见与除菌时间较短有关。该病例是除菌后发现的胃早癌，表面有肿瘤与非肿瘤上皮的混杂，且存在上皮下进展。因此，对边界的判断存在一定影响。放大内镜有助于观察黏膜表面的结构,识别边界。病例复原图有助于提高对病理的认识与理解。

讨论与专家解答

内镜专家八尾建史教授:不管是 Hp 根除以前还是根除以后的胃癌,对于边界的判定,最重要的是血管的表现。如果是正常上皮下有肿瘤组织,一定能够在表面看到有异常的血管(图 12-4f)。这时看到的是个规则微血管结构加上规则的表面结构加上边界线阳性。根据经验,如果仅仅观察表面微结构,诊断敏感性较低,仅有 60% 左右。有数据显示,如果能清晰观察表面微血管,诊断的敏感性能达到近乎 100%。所以,如果是能拿到特别清楚的最大倍率的图像,就一定能诊断清楚,这是重中之重。

内镜专家土山寿志教授:关于表面结构的讨论,实际上越是困难的病变,越是要对其进行全焦距的放大,将放大内镜调至最大倍率进行放大,来看表面微血管的结构。这样,能提高诊断的准确率。

病理专家岩下明德教授:5 号切片上看到表面露出的上皮主要是肠型上皮,偶有几个是胃型上皮。核深染的部分都是肠型的。这个肿瘤大部分肿瘤上皮都露出表面了,但不显示出除菌后胃癌的组织学细胞形态,几乎全是肿瘤细胞,这个病例难度较大,诊断上也比较犹豫,诊断上相比腺瘤更有结构的异型性。有一部分 MUC-5AC 是阳性的,相比腺瘤而言还是更倾向于低异型性的,但不提示除菌后癌的组织学图像。关于 Ki-67 染色阳性模式的问题,如果是腺瘤则在表皮之下,但这个病例在中间偏下,所以这点支持是癌。虽然这个病理中有显示腺瘤的特征,细胞比较温和,但具有细胞异型性和结构异型性的地方 MUC-5AC 为阳性、Ki-67 的染色模式提示为癌。最终诊断是以肠型为主的超高分化腺癌(图 12-7)。保守点会诊断为交界型病变,介于腺瘤和癌之间。但这个病变中除菌后黏膜改变不明显,表层都是肿瘤,即便残留点再生的上皮也不足以说明是除菌后的马赛克样的改变。

发表者:那与除菌时间的改变有影响吗? 这个病例是在除菌后 2 个月。

病理专家岩下明德教授:如果是除菌后的改变,则不应该是这样。首先,它的肿瘤性腺体非常密集;其次,它 90% 以上都是肿瘤细胞,并不是再生性的改变,看不到除菌后的马赛克。所以不是除菌后的改变。

内镜专家八尾建史教授:最后看下放大内镜图片(图 12-4j)。关于乳头状结构这一点,其实我们通过表面所见不能判读为乳头样改变。请问您为什么认为这是个乳头样的改变?

会场提问:除菌后胃癌的定义,根据资料是指除菌后 1 年以上,发现早癌并排除上次漏诊的情况。该病例是发生在除菌后 2 个月的,不符合严格意义上的除菌后胃癌的标准。我们在判断除菌后胃癌是否存在明确的时间点界定时,如果不满 1 年,是否不能认为是除菌后胃癌? 这个要求严不严格?

内镜专家八尾建史教授:关于除菌后胃癌,究竟是除菌前就已存在癌,还是除菌后新生成的癌这一点谁都不明白。也有可能原本就已经有癌,但在根除后发生了形态上的变化。一般来说,很多人认为根除后的胃癌就叫除菌后胃癌,但实际严格意义上应该是指根除后发现的胃癌,讨论是根除以前还是根除以后是没有意义的。个人认为,根除前或者根除后的胃癌,都有诊断困难的病例,根据诊断困难这一点来辨别是根除前还是根除后的胃癌,从临床上而言是没有意义的。

　　病例专家岩下明德教授:关于除菌后发现胃癌,我对八尾教授的意见没有异议。但我的经验是除菌后发现的胃癌非常温和,非常不像癌,异型性特别低,往往是超高分化癌,恶性度低,不用特别紧张。

（聂绪彪　刁鑫伟　八尾建史　土山寿志　岩下明德）

13 贲门平坦凹陷型早期胃癌1例

患者基本信息

病例 13：男性，70 岁，因上腹饱胀 3 周来我院就诊。既往史、家族史、生活史无殊，否认癌症家族史，3 年前进行过 Hp 根除治疗。1 个月前胃镜检查提示贲门 0-Ⅱc 型病变，病理学检查提示高级别上皮内瘤变，入院时体征无异常，化验结果无殊，Hp 抗体呈阴性。

白光及色素内镜检查

白光下远景可见贲门小弯处有一红色不规则凹陷型病变（图 13-1a）。白光近景观察，可见病变边界较清晰，凹陷部位表面光滑，无细小颗粒，周围黏膜没有明显纠集和融合（图 13-1b）。喷洒靛胭脂后远景观察可见片状红色不染区域，中央凹陷部分不染，周围胃小区结构规则（图 13-1c）。喷洒靛胭脂后近景观察病灶边界呈毛刺状凹陷，表现不规则，中央区域不染（图 13-1d）。

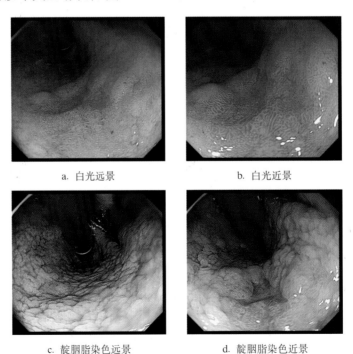

a. 白光远景　　　　　　　　　　b. 白光近景

c. 靛胭脂染色远景　　　　　　　d. 靛胭脂染色近景

图 13-1　病例 13 白光和色素内镜观察

放大胃镜检查

对这个病变从口侧到肛侧进行逐一放大观察。可以看到：微结构不鲜明，微血管扭曲，但有明显由粗到细的分支，粗大血管考虑为集合静脉（图 13-2c）；MCE 排列不规则，存在斑点状的白色不透明物质（white opaque substance，WOS），分布不对称，排列不规则，微血管扭曲（图 13-2b）；腺管结构消失，存在不规则微血管，不规则的微血管有明显从粗到细的分支，部分形成闭合襻状（图 13-2d）。一般而言，中低分化的胃癌，微血管结构更为松散且不会形成襻状结构。由于该患者存在萎缩的背景黏膜，考虑萎缩导致的可能性。存在蜂窝状毛细血管网及粗大集合静脉。中央卵圆形的 MCE，见中央隐窝开口，考虑是残存的胃底腺的黏膜，边缘见粗细不等、不规则的微血管结构

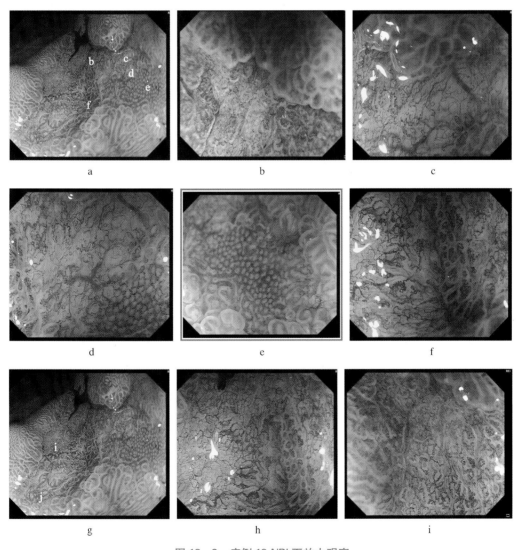

图 13-2 病例 13 NBI 下放大观察

（图 13-2 e）；可见大小不等的卵圆型腺管结构，微血管结构存在扭曲，周围存在密集分布的分支结构。该部位较难判断，不确定中央部位的腺管是萎缩的腺管还是癌的腺管，考虑是一个萎缩的微血管（图 13-2 f）；部分区域的微血管结构更为松散（图 13-2 i）。

内镜诊断及治疗方案

这是一个白光下发红的贲门 0-Ⅱc 病变，疑似分化的癌。放大内镜下可见清晰的分界线，表面微结构不规则，大部分是萎缩的微血管，少部分可见中高分化癌的血管结构。术前诊断为可疑的早期分化型胃癌，浸润深度为黏膜层，大小为 1.5 cm×2.0 cm。术前活检提示高级别上皮内瘤变，符合 ESD 的适应证，因此对患者进行了 ESD 治疗。

ESD 标本及病理解读

如图 13-3 所示为切除后的手术标本。标本大小为 4.5 cm×3.3 cm，将它切成了 14 块组织条。

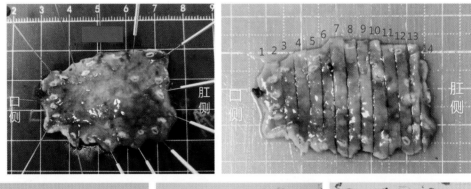

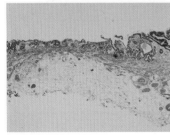 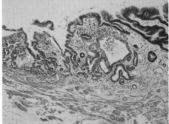 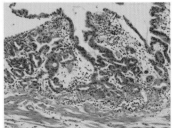

图 13-3　病例 13 ESD 标本和 8 号切片病理组织

取 8 号切片进一步观察，可见腺体结构异常，核深染并具有异型性，符合高分化腺癌的判定标准。因此，最终诊断为黏膜内高分化管状腺癌。大小为 1.2 cm×0.8 cm。脉管和淋巴管切缘都为阴性，符合治愈性切除。

将诊断为癌的部分对应到内镜图片（图 13-4），之前比较怀疑的口侧部位并没有诊断为癌。最终病理与内镜下判断的范围并不完全一致，也带来了一个疑问：如何在局灶萎缩的病变中精准判断癌的范围？另外，关于 3 号切片，在病理学诊断中也很困难，需要进一步讨论。

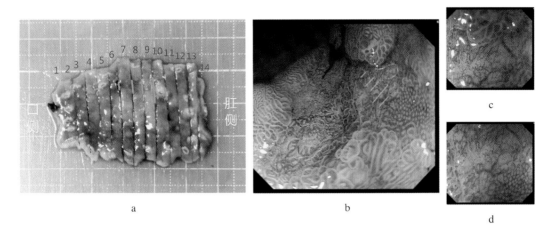

图 13 – 4　病例 13 病理复原图与内镜对比

病例总结

　　贲门早癌比较容易漏诊。因此,我们在内镜检查时应该重点观察这些区域,包括倒镜的观察。NBI 放大内镜判断病灶性质,应遵循早期胃癌的放大内镜简易诊断法（magnifying endoscopy simple diagnostic algorithm for early gastric cancer,MESDA – G）体系。最后对术后的病理复原有助于加深对病灶的理解,对早癌的诊断学习有重要意义。

讨论与专家解读

　　内镜专家八尾建史教授:本病例放大内镜图片非常标准。最终病理与内镜下判断的范围并不完全一致。首先,需要将内镜的图片与病理的图片一一对应后观察才能进一步判断（图 13 – 4 a）。

　　发表者(龚帅):贲门的部分是倒镜下观察的,因此没有很好地对应。内镜下进行病灶的标记,对于部分区域,放大内镜下口侧像癌,但是实际情况是之后绿线的部分才是癌（图 13 – 4 b）。

　　内镜专家八尾建史教授:需要病理科医师的解读。

　　发表者(崔云):我们在看到内镜和病理匹配图的时候也比较惊讶,重新进行病理学的判读,对于我们有疑惑的区域,这部分区域倒与内镜有较好的匹配,但是这些区域是否为癌,仍需要进一步讨论。3 号切片上,主要是小凹上皮的改变,下方的腺体无异常,而上方的腺体与周围的结构有明显区别,细胞质减少,旁边有一些黏液比较丰富的小凹上皮,呈立方形,胞质较少,细胞核色深,或呈双侧、复层改变（图 13 – 5）。

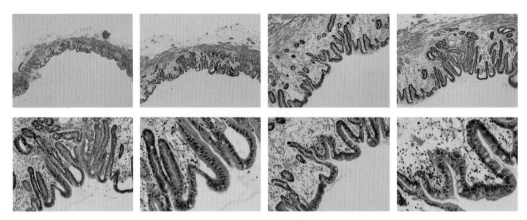

图 13-5　病例 13 手术标本（3 号切片）

内镜专家八尾建史教授：那么，凹陷的部位都是癌，还是只有部分是癌？

病理专家太田敦子教授：绿色的标记部分无疑是癌，周围凹陷部分病理下很明显是萎缩改变，可见固有腺体消失，特别是中央最低的部分固有腺完全消失。另外，萎缩黏膜处存在杯状细胞的化生，是不完全的肠上皮化生。这种肠上皮化生中伴有萎缩黏膜与周围背景黏膜的边界，但不是癌。

病理专家金木兰教授：我们再看一下绿色表示肿瘤的部分组织学图像，癌的周围是肠上皮化生，有萎缩但肠上皮化生不是很严重。

病理专家太田敦子教授：就如我刚刚所说，9 号切片上它的萎缩特别明显，几乎没有固有腺体的存在，黏膜变薄。癌中心部分可以看到腺管本身变小，没有固有腺体的存在（图 13-6）。

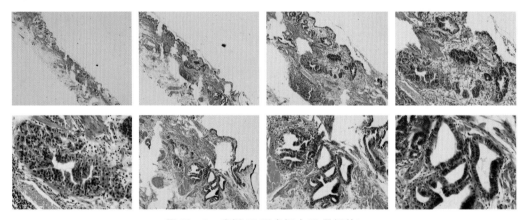

图 13-6　病例 13 手术标本（9 号切片）

内镜专家八尾建史教授：换句话说凹陷部分是完全没有癌？

病理专家太田敦子教授：是的。

内镜专家八尾建史教授：凹陷部分仅仅是萎缩性胃炎和肠上皮化生，没有癌。所以,这应该就是变低的原因。我们再反过来看内镜的表现。如图 13‑2h 所示,右侧的血管结构比较复杂,左边形成圆形的襻状结构,未见明显血管不规则。图 13‑2i 所示,右边存在较强的不规则性,而左侧存在闭合襻样结构,乍一看我也觉得是癌,必须非常慎重地去分析,这是一个诊断难度非常大的病例。关于中央部分(图 13‑2f),发表的时候将该部分诊断为小凹,但图像上不是小凹,而是小凹边缘上皮。与大肠 Pit Pattern 分型不同,应当使用正确术语,避免产生误解。

内镜专家土山寿志教授:最初我也认为都是癌。我比较在意临床过程。其中发表的老师讲到关于"微血管结构不符合典型分化型癌",我持有不同意见。一般而言,未分化型病变的起点和终点应该不在同一处,而这个病变起点和终点在同一处,形成网格结构,故还是属于分化型癌的血管特点。

发表者(龚帅):我可能表述得不是很清楚,我想表达的意思是,它所有的凹陷区域不是都符合分化型癌,有部分是不符合的。

内镜专家八尾建史教授:我们常常会遇到凹陷型的肠上皮化生,这个凹陷边缘的不规则是怎么形成的?

病理专家岩下明德教授:这是一个非常好的胃型超高分化腺癌的病例,它的边界非常难以判断。

内镜专家八尾建史教授:对于这样的凹陷型肠上皮化生,常会在 Hp 根除后出现,但像这样在凹陷中出现超高分化的胃型胃癌也非常罕见,从这样一个病例中我们学到了很多。

（龚　帅　崔　云　八尾建史　太田敦子　金木兰　岩下明德）

14 胃体平坦凹陷型早期胃癌 1 例

病例 14：男性，79 岁，上腹部隐痛发作 1 个月，外院曾行胃镜检查，活检结果为阴性，为了进一步明确诊断和治疗来我院就诊。个人史有吸烟史，既往有下肢静脉血栓史，余无特殊。入院时查体无异常。实验室检查无异常，Hp（-）。

首次胃镜检查

2018 年 6 月放大内镜精查，并进行靛胭脂染色。白光下，图 14-1a 中未见明显病变。图 14-1b 中充分延展皱襞后在大弯侧清晰可见一红色凹陷的病变，直径约 2 cm。近景观察可见病灶柔软，萎缩背景，无现症 Hp 感染（图 14-1c～d）。

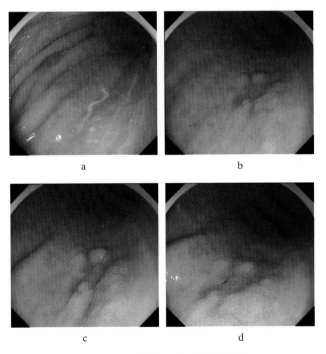

图 14-1 病例 14 白光内镜所见
注：a～b.远景；c～d.近景。

靛胭脂染色后,远景可见病灶的形态(图 14‑2 a)。近景观察可见病灶中央泛红,边界清晰。进一步结合放大内镜观察,病灶位于口侧偏外侧(图 14‑2 b～c)。

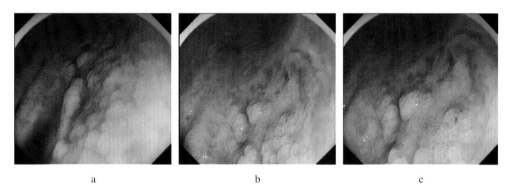

图 14‑2 病例 14 靛胭脂染色所见

放大胃镜检查

对病灶进行放大观察,图 14‑3 b 为黄框放大图像,血管不规则,考虑为肿瘤性病变。图 14‑3 c～h 为蓝框放大图像,可见不规则排列血管,中间可见增生性上皮,考虑为活检后改变,可见下方的集合静脉(图 14‑3 g)。另外该病灶可见 LBC。DL 存在,微血管结构不规则,根据 VS 分型,该病变考虑是肿瘤性病变。

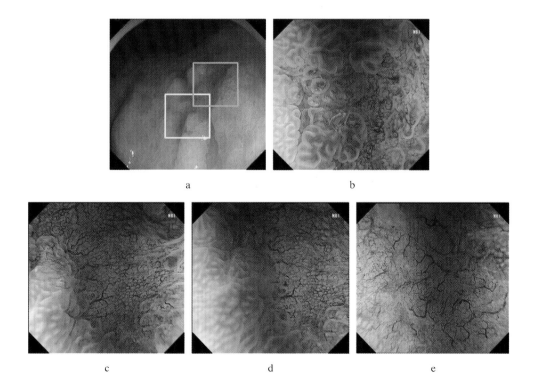

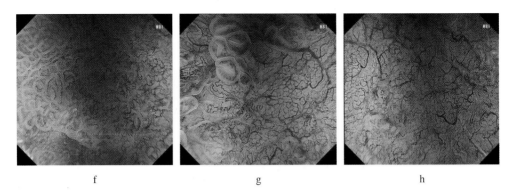

f   g   h

图 14‐3 病例 14 MESDA‐G 流程
注:a.白光;b.黄框 NBI 放大;c~h.蓝框 NBI 放大。

内镜诊断及治疗方案

综上所述,内镜下诊断为胃体大弯中部 0‐Ⅱc 型病灶,直径约 2.5 cm,黏膜层,分化程度较好,符合 ESD 适应证,遂进行 ESD 治疗,进行整块切除,手术时间为 40 分钟(图14‐4)。

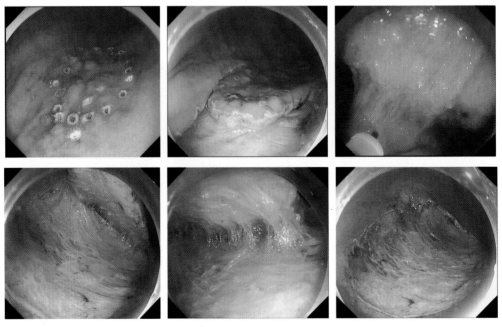

图 14‐4 病例 14 ESD 手术过程

ESD 标本及病理解读

切除标本最大径约为 7 cm,标本较大,病理复原过程中将其一分为二,19 条组织分为 A 条段和 B 条段,中间红色标记的是肿瘤的部位(图14-5a)。选取其中第9条进行观察,低倍下整个条带如图所示(图14-5b)。图14-6a是将标本放在甲醛水溶液中固定后的水中做进一步观察;图14-6b是切下来的 ESD 标本,黄色标记点是 ESD 术中的标记点(图14-6)。放大后可见黏膜层不规则排列的血管,细胞排列极性紊乱,为典型肿瘤性病变,黏膜肌层未见肿瘤细胞。免疫组化结果与内镜下判断相符,CD10、CDX2 阳性,为肠型早癌。

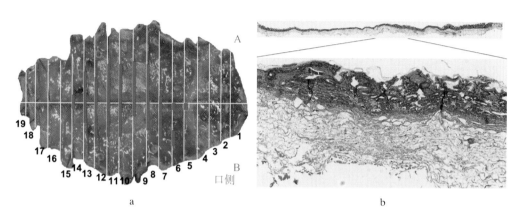

图14-5 病例14手术标本病理复原图和组织学所见

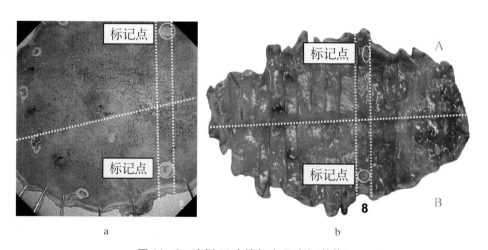

图14-6 病例14内镜与病理对比(整体)

最终的病理学诊断:位于大弯侧的黏膜内腺癌(pT1a),标本大小为直径7cm,肿瘤性病灶大小为直径2.6cm,是高分化管状腺癌,淋巴管、脉管无浸润,切缘阴性,无溃疡。

病理复原经过:这是病理科给我们的图(图14-7a),把它放回到我们的内镜上面,就是左边的这个图(图14-7b)。那么,这样的一个第8条带,怎么能够在病理上面把它找出来?我们需要逆时针将病变标本旋转90°,这个时候它的两个标记就在左边和右边,就平行于病理科给我们的条带方向了(图 14-7b~c)。可以看到 A 条带的左边,就是当时我们用 Dual 刀标记的、毁损的黏膜表现;B 条带上的标记也是我们能够在病理玻片上找到的定位点(图 14-7a)。把这两条定位点找到了,它的宽度和位置基本上就是我们提供的白色虚线里的。病灶中央的增生性上皮用黄线标识(图 14-7d 为内镜下放大图像,图 14-7e 为 ESD 术后标本)。根据这些标记,最终获得病理与内镜的对比。

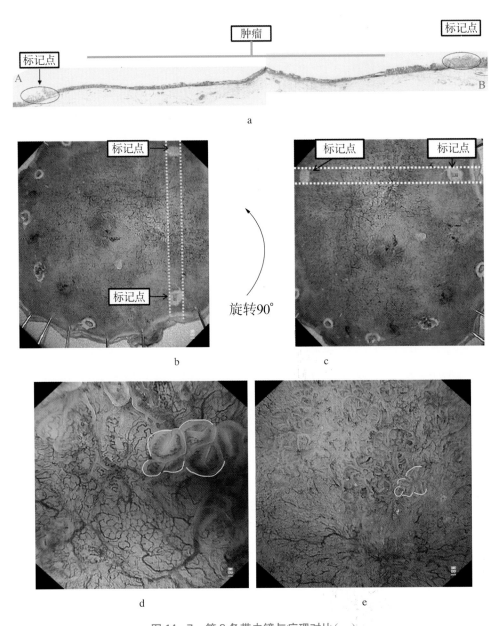

图 14-7 第 8 条带内镜与病理对比(一)

取 ESD 术中标记的两点连线的第 8 号 A、B 条带进一步观察,并进行病理复原(图

14-8)。

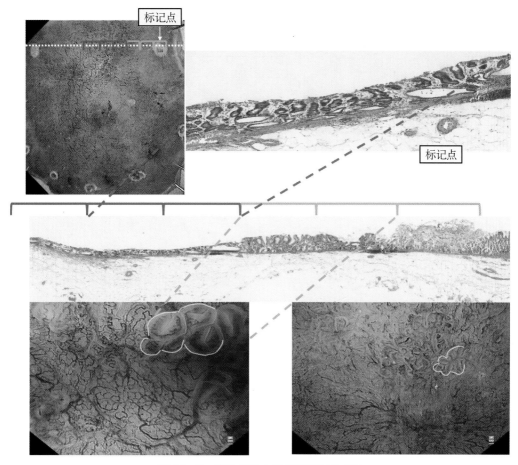

图 14-8　第8条带内镜与病理对比（二）

病例回顾及思考

　　首先，在胃镜检查时要重点关注检查的盲区，包括贲门下、胃体胃角后壁、胃体大弯以及胃窦部蠕动明显的部位（图 14-9）。这 4 个部位的病变非常容易遗漏。需要做充分的准备：去黏液去泡、充气吸气，把所有的视野暴露至最清楚的状态，就能减少漏诊的概率，规范的操作很重要。另外，每个内镜医师还应该建立规范性操作流程：首先判断背景黏膜，是否感染 Hp，是否存在萎缩，发现病灶后是否是癌；并使用已有的工具包括现有的设备及染色方法来证实自己的怀疑，对容易遗漏的盲区需要予以重点观察和关注；溃疡型和息肉型病变由于特征明显，不容易漏诊，而胃炎样，特别是除菌后胃炎，由于形态与正常炎症非常接近，容易被忽视，需要在临床工作中更多关注；最后要结合病理和ESD 术后的还原来证实我们的判断和推测是否准确。

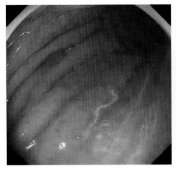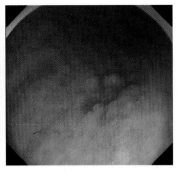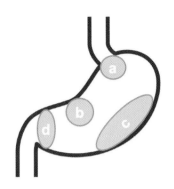

图 14‑9 病例 14 盲区探查

讨论与专家解读

内镜专家八尾建史教授:非常棒的病例展示。这个病例给我们提示了检查前准备工作的重要性。另外,病理和内镜的对应和对比做得非常完美,正是因为能做到这样一个对应和对比,才能进行更深入的讨论。对于这个病例,我们要思考一个问题:为什么该分化型癌的小凹边缘上皮组织学可见,但是内镜图像上不可见? 最近我们也在进行这方面研究。当残存小凹的时候,如果胃小凹是斜走时,或者小凹变浅时,也就是小凹开口部不清晰的时候,和周围结构不同,这部分小凹结构不吸收光线,所以镜下看不到小凹边缘上皮,导致表面微结构消失。这样,内镜与病理的良好复原就能让我们发现问题并促使我们寻找答案。

发表者:反复观察后不断有黏液产生,如何处理?

内镜专家八尾建史教授:炎症较重的时候容易有黏液产生。因此,建议使用质子泵抑制剂(PPI)2 周或生理盐水冲洗病灶表面。

发表者:在判断深度时常常不能呈现切线位,即使充分助气也无法延展,如何处理?

内镜专家八尾建史教授:这种情况建议用侧视镜或超声来判断。

病理专家太田敦子教授:该病例异型性非常低,即超高分化肠型腺癌,容易漏诊。这种癌的特点是,在一侧有明显界线,而另一侧在萎缩背景下肠上皮化生严重而边界不清。因此,是非常难以行活检诊断的。

（肖　君　刘春样　八尾建史　太田敦子）